DE LA SUPPRESSION

DE LA

COMPRESSION DIGITALE

PRÉLIMINAIRE

DANS L'AMPUTATION DES MEMBRES

DE LA SUPPRESSION

DE LA

COMPRESSION DIGITALE

PRÉLIMINAIRE

DANS L'AMPUTATION DES MEMBRES

DESCRIPTION DE PRODÉDÉS NOUVEAUX

PAR

Charles PILLET,

Docteur en médecine de la Faculté de Paris,
Ancien externe des hôpitaux de Paris

PARIS

ADRIEN DELAHAYE, LIBRAIRE-ÉDITEUR

PLACE DE L'ÉCOLE-DE-MÉDECINE

1873

DE LA SUPPRESSION

DE LA

COMPRESSION DIGITALE PRÉLIMINAIRE

DANS L'AMPUTATION DES MEMBRES

DESCRIPTION DE PROCÉDÉS NOUVEAUX

Le manuel opératoire des amputations a été l'objet d'études si persévérantes, on a proposé et mis en usage tant de méthodes et de procédés, pour en faciliter l'exécution, et en assurer le succès, qu'il paraît difficile d'apporter à ce point de la pratique des modifications d'une importance réelle.

Tous les temps de l'opération sont définitivement fixés, et se succèdent régulièrement dans un ordre déterminé :

On se rend tout d'abord maître du cours du sang dans les grosses artères : *premier temps;* on divise les parties molles, puis les parties dures : *deuxième temps ;* on obture les vaisseaux sectionnés : *troisième temps;* après quoi on procède au pansement : *temps final* de l'opération.

Les règles générales sont si bien établies, que les grandes mutilations des membres, effroi des anciens chirurgiens, peuvent être de nos jours, et sont à chaque instant pratiquées fort convenablement par les praticiens les plus modestes, et sont rangées parmi les opérations chirurgicales les plus vulgaires.

Le progrès ne s'est point réalisé en un jour, il a eu ses étapes.

La première en date, et, à coup sûr, la plus importante, a été la réhabilitation de la ligature des vaisseaux divisés, c'est-à-dire le troisième temps, par notre immortel Ambroise Paré : *hémostase définitive.*

La seconde, plus tardive, mais presque aussi utile, a consisté à prévenir l'issue du sang pendant la section du membre, en d'autres termes, le premier temps : *hémostase préliminaire.*

Ces garanties prises contre l'hémorrhagie, on s'est occupé de la confection du moignon : forme et dimensions des lambeaux, section de l'os, ouverture des articles : second temps.

Quant aux pansements, on y travaille depuis des siècles, et la question est encore à l'ordre du jour.

On pourrait croire le dogme arrêté, et la science faite sur les grandes amputations, il n'en est rien.

Il n'est pas d'années, de mois même, où ne paraissent quelques mémoires destinés à préconiser tel ou tel changement apporté à la confection du moignon, l'arrêt *définitif* du sang, ou le traitement consécutif de la plaie.

Un seul des quatre temps principaux : l'*hémostase préliminaire*, n'est l'objet d'aucune discussion.

Depuis que la compression digitale, exécutée par un aide, entre le cœur et la plaie, a remplacé l'antique garrot, on ne cherche plus rien ; et il semble, en effet, que

oute innovation soit superflue, tant le moyen paraît
tsimple, commode et efficace.

Rien de plus simple, en apparence, que l'exécution
de ce temps.

Muni de quelques connaissances anatomiques, que
l'opérateur peut d'ailleurs lui indiquer séance tenante,
un aide quelconque peut y suffire. Il pose, ou on lui
pose les doigts en un point donné, il appuie, le vaisseau
est oblitéré, et l'abord du sang à la plaie est empêché.

L'opération terminée, la compression cesse sans lais-
ser de trace, et l'artère redevient perméable comme par
le passé.

Tout cela est tellement élémentaire, qu'on n'en parle
plus dans la pratique des amputations.

Cependant, on note, comme acquit de conscience,
quelques ombres au tableau, laissant entrevoir que la
compression préalable est parfois difficile.

On recommande d'abord au chirurgien de s'assurer
lui-même de la position des gros vaisseaux, et de l'effi-
cacité de la compression.

On l'engage ensuite à choisir parmi ses aides le plus
intelligent, le plus exercé, le mieux doué au point de
vue du sang-froid.

On devrait ajouter, que cet aide modèle doit être doué
d'une certaine vigueur pour maintenir la compression
pendant plusieurs minutes au besoin, et doit, en même
temps, avoir la main assez douce pour ne pas écraser
et contusionner les parties sur lesquelles il presse.

On devrait aussi, pour être juste, exiger du patient,
qu'il ne soit pas trop gras, ni trop fortement musclé,
qu'il n'ait, à la racine du membre, ni œdème, ni engorgement ganglionnaire, que, pendant l'opération, il

reste bien tranquille, et n'exécute pas de mouvements violents, qu'il ne fléchisse pas brusquement la cuisse, et ne tourne pas tout d'un coup l'humérus sur son axe, car toutes ces circonstances rendent la compression très-difficile, et très-délicate.

Certainement, lorsque tous ces desiderata sont comblés, l'hémostase préliminaire est extrêmement précieuse, et rien ne peut lui être supérieur.

Nous avons vu maintes fois pratiquer des amputations, pendant lesquelles le patient ne perdait qu'une médiocre quantité de sang fournie par les capillaires.

L'honneur de ces exécutions brillantes revient presque en entier à l'aide qui comprime, car, lorsque le cours du sang est bien complétement suspendu, l'ablation du membre est d'une grande facilité, en général.

Malheureusement, il faut le reconnaître, les choses ne se passent pas toujours aussi bien.

L'aide habile, en question, n'est pas très-commun. Dans les hôpitaux de Paris, même, où les chirurgiens sont si bien assistés, ils sont souvent obligés de déléguer à ce poste d'honneur quelque élève de choix, les autres étant insuffisants.

Personne ne nous contredira, et ne nous accusera de malveillance, quand nous dirons que, quelques internes, d'une grande instruction, et d'une valeur incontestable, compriment mal les artères, soit que le cas soit difficile en lui-même, soit que la nature ait refusé à leur main le degré de force ou de dextérité nécessaire.

En ville, en province, les défaillances sont encore plus nombreuses : on confie la compression à un excellent praticien qui ne l'a pas exécutée depuis longtemps, qui souvent ne s'occupe pas ordinairement de chirurgie, qui se trouble aisément dès que le sang coule, et d'autant plus qu'il a plus le désir de bien faire.

M. Verneuil lui-même nous a raconté que. deux fois entre autres, il avait dû intervertir les rôles : quitter le couteau et le passer à l'aide pour prendre sa place au pli inguinal. Dans d'autres cas, il a dû changer le couteau contre la pince, et interrompre la section, pour jeter une ligature sur l'artère fémorale qui lançait des flots de sang. Une autre fois, la chose lui est arrivée pour l'humérale, pendant le cours d'une opération sur la main.

Dans les campagnes, ou bien en temps de guerre, les difficultés redoublent. Le personnel des aides est le plus souvent plus imparfait encore, quelquefois nul.

Dans des cas rares, il est vrai, mais dont il faut cependant tenir compte, l'amputation devient une opération d'urgence, qu'il faut pratiquer séance tenante, et sans avoir le secours, ni le loisir de réclamer l'assistance de confrères instruits.

Nous avons parlé des conditions inhérentes au patient, et qui rendent la compression très-laborieuse aux aides les meilleurs. Nous ajoutons qu'il est des points du corps où elle est toujours difficile.

Enfin, il est un dernier reproche à lui faire, c'est de provoquer des inflammations locales et la phlébite consécutive des veines de la région. Nous reviendrons sur ces faits dans un des chapitres suivants :

En résumé, nous reprochons à la compression :

1° D'exiger un aide spécial qu'on ne trouve pas communément ;

2° D'être toujours plus ou moins difficile ;

3° Parfois, presque impossible ;

4° Souvent insuffisante, alors cependant qu'elle est faite d'une façon irréprochable ;

5° Enfin, de provoquer, au point où elle est appliquée, des accidents locaux qui, pour être assez rares, n'en sont pas moins réels et dangereux.

Pour obvier aux difficultés et aux dangers sur lesquels nous venons de passer rapidement, et que nous examinerons plus longuement, dans la première partie de notre travail, M. Verneuil a imaginé plusieurs procédés destinés à remplacer avantageusement l'hémostase préliminaire.

Un de ces procédés, ayant trait à la désarticulation scapulo-humérale, a déjà été décrit par un autre élève de M. Verneuil (1). Nous continuerons son œuvre, en indiquant la méthode à suivre pour chaque opération, comme nous l'avons vu faire à notre excellent et savant professeur.

Puisse notre travail être utile et profitable aux chirurgiens des armées, et aux chirurgiens des campagnes, toujours privés d'aides, ou, tout au moins, la plupart du temps, d'aides intelligents et expérimentés.

Puisse-t-il aussi être accueilli favorablement par nos juges auxquels nous le soumettons.

Avant de terminer nos préliminaires, nous prion M. Verneuil d'accepter nos sincères remerciements pou sa bienveillance à nous fournir les documents néces saires à notre travail, et ses savantes leçons dans les quelles nous avons pris les notes des idées que nou venons d'exprimer.

(1) Chambaud. De la désarticulation scapulo-humédale. Thèse Paris 1870.

———

CHAPITRE PREMIER.

§ I. Difficultés et dangers de la compression en général.

Nous avons indiqué rapidement dans nos préliminaires, quelles étaient les qualités nécessaires à l'aide chargé de la compression. Nous allons les examiner d'une façon plus attentive et plus détaillée dans le présent chapitre.

Voici à peu près dans quels termes, M. le Dr Alphonse Guérin définit le rôle de l'aide, dans l'article *Amputation* du *Nouveau dictionnaire de médecine et de chirurgie pratiques* (tome II) :

« Il faut, dit-il, charger de la compression de l'artère l'aide sur lequel on a appris à compter le plus. Ce temps de l'opération exige, de la part de celui qui le pratique, une grande habitude, en même temps qu'une grande habileté.

« Il nécessite des connaissances anatomiques pour chercher le vaisseau que l'on doit comprimer, et n'appliquer la compression *que sur l'artère et non sur la veine satellite.*

« Il faut être bien sûr que le sang ne puisse plus passer, et il est très-important que la sensibilité des doigts ne soit pas paralysée par une pression trop forte ; sans quoi, si les doigts viennent à glisser même d'une façon imperceptible, il est très-difficile de retrouver les battements artériels, qui sont le guide le plus sûr pour trouver l'artère que l'on doit comprimer. »

En lisant ces quelques lignes, le jeune chirurgien qui

se propose d'exercer à la campagne, ou sur les champs de bataille, se prend à songer à la difficulté de rencontrer une pareille assistance.

S'il doit opérer d'urgence, ou dans quelque bourg, ce ne sera même plus un vieux praticien complaisant qui l'assistera, comme nous le disions plus haut. Ce seront des voisins appelés à la hâte, nullement versés dans la science médicale, pas du tout aguerris contre la vue du couteau taillant les chairs, impressionnés par les cris du patient, si ce dernier n'est pas anesthésié, et enfin, curieux : ce qui ne sera pas le plus petit de leurs défauts.

Ne comprenant pas assez l'importanee du ministère qu'on leur confie, ils porteront une grande partie de leur attention sur les manœuvres opératoires, et, s'ils ne lâchent pas entièremeut leur artère, ils ne conserveront pas, à coup sûr, le sang-froid et l'attention nécessaires à la tache qu'on leur demande.

Sans doute, on leur a mis le doigt sur l'artère, sans doute, on leur a dit de presser, *d'une façon modérée*, au point où ils la sentiraient battre. Ils se mettent courageusement à l'œuvre, mais, n'ayant jamais rien fait de semblable, ils pressent d'une façon trop forte, tout d'abord, et s'épuisent avant que l'opération soit terminée.

Dans une opération faite dans de bonnes conditions, par un chirurgien habile, le même aide suffit généralement pour faire la compression.

Mais dans d'autres cas, ce n'est pas trois ou quatre minutes que dure l'opération : dans certaines amputations de jambe, par exemple, où les ligatures sont quelquefois très-difficiles à faire, les artères s'étant rétractées au milieu des muscles, dans d'autres circonsstances, où des accidents imprévus peuvent surgir, le délai de dix minutes pour abattre le membre et lier les gros vaisseaux n'a rien d'exorbitant.

Or, on peut affirmer, qu'un aide, même doué d'une force au-dessus de la moyenne, laissera toujours le sang filer sous ses doigts, entre la dixième et la quinzième minute.

Au bout de ce temps, il sera à bout de forces, ses mains trembleront, et plus il se raidira, pour aller jusqu'à la fin de l'opération, plus mal il réussira à bien faire.

Il sera obligé de réclamer l'appui d'un des assistants, et de faire presser sur ses doigts ; mais, le secours sera la plupart du temps inutile, et souvent nuisible, car la main comprimée de deux côtés à la fois, ayant perdu momentanément sa sensibilité tactile, ne sentira plus rien du tout. D'un autre côté, l'artère, sous l'influence d'une nouvelle force, presque toujours dirigée dans un autre sens que la première, roulera presque à coup sûr sous les doigts, et, si son oblitération est bien faite, il n'en faudra remercier que le hasard.

Nous avons dit que la compression ne devrait porter que *sur l'artère et non sur la veine satellite.*

En effet, la compression de la veine arrêterait le retour du sang au cœur. Toute la partie du membre, au-dessous du point comprimé, serait gorgée de sang, et la section des veines donnerait lieu à une hémorrhagie veineuse des plus graves.

Mais, cet isolement même de l'artère qui est possible pour l'artère sous-clavière au-dessus de la clavicule, et la fémorale, au niveau de la branche horizontale du pubis, est impossible dans les autres points du corps (1),

(1) Alph. Guérin. Loc. cit.

Donc, s'il y a impossibilité de comprimer aux points que nous venons d'indiquer, danger d'une hémorrhagie veineuse, qui peut devenir grave.

Cette impossibilité est manifeste dans certains cas.

Dans les blessures de guerre, par exemple, souvent on a vu les points où devaient s'appliquer les doigts de l'aide, atteints eux-mêmes de lésions qui rendaient la compression impraticable. Un œdème simple du membre, un engorgement ganglionnaire, du tissu graisseux abondant, ou même une musculature très-prononcée seront autant d'obstacles non-seulement à la séparation de la veine et de l'artère, mais encore à la recherche, et à la compression de cette dernière.

Dans les deux derniers cas, qui peuvent pourtant se rencontrer fréquemment, ou bien il faudra employer une force très-grande pour pouvoir pratiquer la compression contre l'os, et alors on pourra produire de véritables contusions avec ecchymoses sous-cutanées et même phlébite consécutive, comme dans les observations mentionnées plus loin, ou bien encore, l'artère glissera et roulera sous les doigts entre les couches graisseuses. Si l'opéré est un vieillard, les artères pourront être athéromateuses, et, dans ce cas, elles fuiront encore ou s'écraseront sous la pression.

S'il est alcoolique, ou simplement mal endormi, ne l'est-il même pas du tout, comme cela arrive dans les campagnes, la douleur le fera s'agiter, et sous l'influence d'un mouvement imperceptible, comme de flexion pour la cuisse, ou de torsion pour l'humérus, les doigts glisseront à côté de l'artère, et il sera très-difficile de la retrouver, alors que la main, déjà fatiguée, aura sa sensibilité tactile bien amoindrie, sinon complétement perdue.

Une simple contraction un peu énergique, comme celle du grand pectoral dans la compression de l'artère humérale à sa partie supérieure, aboutira au même résultat, et déplacera les doigts de l'aide, qui, ne s'y attendant pas, se verra brusquement éloigné du point indiqué.

§ II. Des compresseurs.

Pour suppléer à l'insuffisance ou au manque absolu des aides, et même alors que l'on ne pratiquait pas la compression digitale, les chirurgiens ont eu souvent recours à une compression mécanique destinée à la remplacer.

Nous passerons sous silence les liens de Galien , signalés par Guy de Chauliac et Fabrice d'Aquapendente, et même le bandage roulé de Bernard de Ganga, attribué à Theden, et qui paraît être, à proprement parler, le premier compresseur.

Au xviie siècle seulement, en 1674, au siége de Besançon, Morel, chirurgien français, présenta le premier appareil méritant véritablement le nom de compresseur (1).

Il consistait en un simple lien circulaire, garrotté autour du membre au moyen d'un bâton. Morel appela cet instrument *un garrot.*

Plus tard, le garrot fut perfectionné, on glissa des compresses et des plaques de cuir sous le bâtonnet pour

(1) Nouveau Dict. de médecine et de chirurgie pratiques. Art. *Compression.* T. VIII.

protéger la peau ; enfin, on plaça sur le trajet de l'artère une compresse épaisse, faisant coussinet.

Depuis, on imagina de nombreux modèles de compresseurs, ne différant guère que par des détails de construction. Ils se composent, en général, d'une pelote compressive, d'une pelote contre-compressive, et d'un système de liens, de vis, ou de ressorts divers, destinés à rapprocher les deux pelotes entre lesquelles le membre se trouve engagé.

Les compresseurs furent même un temps très à la mode. P.-H. Dalh, chirurgien anglais, en avait préconisé la pratique dans les opérations, et tous les chirurgiens s'en servaient d'une façon presque exclusive (1).

Maintenant encore, le *tourniquet* de Petit, modifié par Larrey, est fréquemment employé par les chirurgiens de campagne, et fait partie de toutes les boîtes à amputations.

Notre travail ayant pour but de remplacer la compression par une autre méthode, nous ne nous arrêterons pas plus longtemps sur les appareils compresseurs, qui n'ont sur la compression digitale que l'avantage d'éviter un aide, mais qui lui sont inférieurs dans tous les autres points.

D'une application difficile, il faut, pour avoir avec eux une hémostase parfaite, employer une force énorme comme avec le tourniquet de Petit, par exemple.

Du reste, quelque perfectionnés qu'aient pu être ces instruments, ils ne peuvent tenir lieu de la main qui procède d'une manière intelligente et non aveugle, et ils ne sauraient remplacer la compression que dans des cas exceptionnels.

(1) Samuel Cooper. Dict. chirurgical, T. I. Art. *Amputation.*

§ III. — Difficultés de la compression dans quelques opérations.

Nous avons signalé dans nos préliminaires la difficulté de comprimer certains artères à cause de leur situation même, dans l'anatomie du corps.

Nous mentionnerons ici la difficulté de comprimer l'artère sous-clavière, sur la face supérieure de la première côte, dans le triangle sus-claviculaire. Nous citerons encore le creux axillaire, où il est si difficile de comprimer l'artère axillaire, dans les amputations du bras à sa partie supérieure.

Si le sujet a de l'embonpoint, s'il a le système musculaire très-développé, ou même, s'il y a une de ces anomalies si fréquentes par bifurcation prématurée, la compression est impossible.

De tout temps, l'hémostase préliminaire a préoccupé les chirurgiens dans la désarticulation scapulo-humérale (1).

Vers 1715, Le Dran, et plus tard Garengeot, essayaient de la pratiquer en passant une aiguille munie d'un fil ciré à travers le bras, près de l'aisselle, et en embrassant avec cette ligature les vaisseaux, les chairs et la peau qui les couvre.

Plus tard, Sharp et Lafaye, dans la même opération, pratiquèrent la ligature de l'artère, après l'avoir mise à nu au moyen d'une incision spéciale, ou des premières incisions destinées à la désarticulation.

Plus près de nous, Bromfeild essaye aussi la ligature

---

(1) De la Désarticulation scapulo-humérale. Chambaud. Thèse. Paris, 1870.

de l'artère pendant l'opération, mais en la faisant cependant précéder de la compression sus-claviculaire (1).

Enfin, Richerand formait un lambeau contenant l'artère, le faisait saisir par un aide, et presser jusqu'à la fin de la désarticulation. Celle-ci terminée, il pratiquait l'hémostase définitive avec une ligature ordinaire.

Ce procédé, auquel plusieurs chirurgiens ont encore recours, réussit à la vérité, mais exige d'abord un praticien habile, et un aide très-exercé, et doué du sang-froid nécessaire. Il est difficile, en effet, de voir sans émotion le couteau de l'opérateur passer si près des doigts, surtout lorsque celui qui le tient n'est pas des plus expérimentés.

Nous empruntons, du reste, à la thèse de M. Chambaud, deux faits qui montrent à quels dangers peut exposer la désarticulation de l'épaule, alors que les vaisseaux n'ont pas été liés préalablement.

Pendant la guerre de Crimée, un chirurgien militaire très-distingué fut appelé une nuit à la tranchée pour pratiquer la désarticulation de l'épaule chez un jeune homme dont la blessure avait exigé qu'on le débarrassât de son membre sur-le-champ. Il approchait de la fin de l'opération, lorsque l'aide chargé de faire la compression ne sentit plus sous son doigt l'artère axillaire. Un jet violent de sang artériel se fit aussitôt hors de la plaie, et vint, par un malheureux hasard, fouetter la bougie qui fut éteinte. On fut tout à coup dans l'obscurité la plus profonde. Inutile de dire quel fut l'embarras du chirurgien et des aides, et quelles furent en même temps les suites de cette malheureuse opération.

Un jour, dit M. Chambaud, que M. Verneuil démon-

(1) Chambaud. Loc. cit.

trait devant nous sur le cadavre la désarticulation scapulo-humérale, il fit saisir par un de ses meilleurs élè-
ves les parties molles qui maintenaient encore l'humérus après la désarticulation. La section faite, on s'aper-
çut que l'artère avait échappé à l'étreinte de l'aide.

Signalons encore, parmi les dangers de cette opération, la section de la veine axillaire, qui, tenue béante
par les lames aponévrotiques du sous-clavier et de la
région clavi-pectorale , permet l'introduction de l'air
dans le sang, et peut ainsi causer la mort de l'opéré,
comme cela est arrivé à Roux dans une désarticulation
de l'épaule (1).

La ligature préalable de ce vaisseau, faite en même
temps que celle de l'artère, empêcherait sûrement l'accident d'avoir lieu.

Pour remédier à la difficulté de pratiquer la compression dans les artères du membre supérieur, on a essayé
d'y arrêter le cours du sang en mettant le membre en
diverses positions , comme la flexion , ou l'extension
forcée.

Nous renvoyons l'examen des diverses méthodes em-
ployées pour atteindre ce but au chapitre traitant des
opérations sur les extrémités du membre supérieur.

Quant aux opérations sur le membre inférieur, les
difficultés d'y obtenir une hémostase parfaite par la
compression, sont encore à considérer, surtout si l'opération se fait dans la région la plus élevée de la cuisse,
ou au voisinage de l'articulation coxo-fémorale.

Ici, la compression de l'artère fémorale ne suffit plus
pour arrêter l'hémorrhagie. La majeure partie du sang

_____

(1) Richet. Anatomie chirurgicale : région de l'épaule.

qui coule à la surface du moignon, n'est pas seulement fournie par l'artère fémorale, mais bien par les terminaisons des vaisseaux pelviens : artères obturatrice, ischiatique, fessièré, etc., et leurs nombreuses anasto-moses.

La compression de l'artère au sortir de l'arcade crurale n'est pas non plus toujours facile. C'est, en effet, un des points où l'on trouve le plus souvent de l'œdème ou des engorgements ganglionnaires, et si nous joignons à ces inconvénients les épaisses couches de tissu cellulo-graisseux qui se trouvent dans cette région chez les personnes grasses, ou même une épaisseur un peu considérable des muscles, qui peuvent faire une forte saillie sous la peau, nous aurons un tableau fidèle des difficultés que présente parfois l'hémostase préliminaire de la fémorale.

C'est aussi dans cette région qu'on a vu se développer des accidents résultant d'une compression trop forte, nous voulons parler de la phlébite inguinale.

En 1871, M. Verneuil présenta à la Société de chirurgie une pièce anatomique dont je rapporte ici l'observation prise dans le Bulletin de la Société :

Une femme, âgée de plus de 50 ans, adonnée probablement à l'alcoolisme, dit M. Verneuil, eut le bas de la jambe broyé par un éclat d'obus; elle entra dans mon service le 23 mai, et le lendemain, je pratiquai l'amputation de la jambe au lieu d'élection, en suivant le manuel opératoire ordinaire. La compression de l'artère fut faite au pli de l'aine par l'un de mes internes.

La malade alla bien pendant plusieurs jours, mais elle fut prise tardivement de frissons, et elle succomba avec des abcès métastatiques.

Immédiatement au-dessus de l'amputation, la veine contient des caillots noirâtres, ramollis, de date ancienne, altérés à un haut degré; mais cette altération n'occupe la veine que dans la zone voisine du point amputé, là où la veine baignait pour ainsi dire dans le pus.

Dans une deuxième zone étendue du creux poplité au triangle de Scarpa, sur une très-grande longueur par conséquent, la veine paraît saine, ses parois ne sont point indurées, elle doit contenir des caillots de date récente sans aucune altération. Nous vérifierons tout à l'heure le fait en ouvrant le vaisseau.

Vient ensuite une troisième zone, celle du pli de l'aine, celle qui a été le siége de la compression. Or, il est facile de voir qu'ici la veine est profondément altérée. Ses parois étaient épaisses, indurées, et l'inflammation s'était propagée au tissu cellulaire périphérique. A l'intérieur, les caillots sont ramollis et le vaisseau est rempli par une boue de couleur lie de vin qui contient évidemment du pus. En poursuivant la dissection des veines plus haut, j'ai pu m'assurer qu'elles étaient saines.

Si je cherche à interpréter ce fait, il me semble qu'il prouve que l'inflammation de la veine n'a pas pu se propager du point amputé jusqu'au pli de l'aine, puisqu'une zone intermédiaire très-étendue est restée saine.

L'inflammation de la veine fémorale, au pli de l'aine, s'expliquerait au contraire très-facilement par le frottement opéré pendant la compression de l'artère de cette région, au moment de l'amputation.

Après cette communication, M. Verneuil fend la veine dans toute sa longueur ; les lésions indiquées précédemment existent, en effet, et forment trois zones distinctes. Seulement, dans la zone intermédiaire, il se trouve aussi des caillots altérés au niveau du troisième adducteur.

M. Verneuil fait néanmoins remarquer qu'entre ce point et le pli de l'aine, la veine est saine et que les caillots qui s'y sont formés sont de date récente. De plus, il ajoute qu'en disséquant la veine, il a constaté que le tissu cellulaire ambiant était sain au niveau du troisième adducteur, tandis qu'il était très-induré et infiltré au pli de l'aine ; enfin, pendant la vie, la malade n'accusait de douleurs qu'au pli de l'aine.

Il conclut que la phlébite était très-accusée au pli de l'aine, tandis qu'elle était douteuse ou nulle au-dessus du triangle de Scarpa, et que la cause était la compression faite sur la veine et l'artère au moment de l'amputation.

Dans la même séance, M. Desprès signale un fait de ce genre ru'il a observé à l'hôpital Saint-Antoine. Le moignon de l'opéré

devint œdémateux et présentait un cordon dur au niveau de 1
veine. Il y avait phlébite, et M. Desprès en rattache aussi la caus
à la compression. Une autre fois, il a observé la même complica
tion à l'hôpital de la Pitié.

M. Trélat admet que la compression est souvent insuffisante
inefficace et ne remplit pas toujours le but qu'on se propose, celu
d'empêcher l'hémorrhagie.

Il admet encore que la compression peut produire une phlébite
en faisant cependant la réserve que celle-ci peut naître aussi san.
compression (1).

La même année, M. Verneuil présenta à la Société
de chirurgie, une note d'un de ses externes, M. Petit,
sur la *Phlébite inguinale consécutive à la compression de l'artère fémorale au pli de l'aine.*

Dans ce travail, nous trouvons trois exemples de *phlébite inguinale,* consécutive à la compression exercée sur
les artères voisines des veines, présentés dès 1861 par
M. Verneuil à la Société de chirurgie, et reproduits dans
le *Dictionnaire encyclopédique des sciences médicales* (t. II,
art. *Aine*).

Le premier cas fut observé chez une jeune fille am-
putée de la cuisse, il y avait eu une *courte* compression
de la fémorale. La malade eut une phlébite circonscrite à
la région inguinale qui guérit.

Le second cas a trait à un opéré de la jambe, chez lequel la compression avait duré vingt minutes. Dès le
second jour, les premiers symptômes de phlébite se
montraient à la racine du membre. Le malade succomba. Malheureusement l'autopsie ne put être faite.

Dans le troisième cas, la compression fut très-longue,
le malade était traité pour un anévrysme du creux poplité. Il y eut œdème du membre, puis refroidissement

(1) Société de Chirurgie. Séances des 31 mai et 14 juin 1871.

et gangrène du pied. Le malade succomba, et, à l'autopsie, on trouva à la région inguinale des caillots dans la veine crurale.

En 1869, M. Verneuil observa les phénomènes suivants chez un homme amputé de la cuisse, pour un vaste ulcère de la jambe, ayant subi la dégénérescence épithéliale : Œdème du moignon, au cinquième jour, douleurs à la pression sur le trajet de la veine fémorale, avec maximum d'intensité au pli de l'aine, recrudescence de la fièvre, malaise général. Puis les symptômes s'amendèrent et le malade guérit.

Enfin, M. Petit rapporte tout au long deux observations de *phlébite inguinale consécutive à la compression.*

Nous résumerons la première partie de ces observations ayant trait aux phénomènes survenus pendant la vie des malades, mais nous reproduirons *in extenso* la deuxième partie concernant les lésions trouvées à l'autopsie :

Obs. I. — Legros (Antony), âgé de 33 ans, entre à l'hôpital de Lariboisière, salle Saint-Augustin, n° 12, le 27 mars 1870, pour une fracture de jambe au quart inférieur, compliquée de plaie.

Occlusion de la plaie, bandage de Scultet.

Du 3 au 9 avril, frissons, diarrhée, vomissements, céphalalgie, maux de reins, inflammation puis suppuration fétide du foyer.

Température variant de 38°,6 à 40° le matin, de 39°,6 à 40°,8 le soir.

Le 9, résection de la jambe, amélioration dans les signes généraux, moins marquée dans l'état local.

Le 15, dans le cours du pansement, hémorrhagie considérable partant du foyer de la fracture. Toute ligature est impossible. On fait la compression digitale au pli de l'aine, puis on applique un tourniquet compresseur qui reste en place jusqu'après l'opération, pratiquée à deux heures par M. Verneuil.

A l'autopsie de la jambe, on trouva une fracture dont le foyer communiquait avec l'articulation tibio-tarsienne par deux fissures longitudinales du fragment inférieur. La malléole interne était détachée du tibia à sa base. Un examen scrupuleux ne permit pas de découvrir le vaisseau qui avait formé l'hémorrhagie.

Jusqu'au 20, l'état local et général est satisfaisant.

Temp., 38°,2.

Le 20, les accidents généraux reparaissent, il y a une nouvelle hémorrhagie fournie par de petites artérioles musculaires. La plaie présente une sorte d'exsudation pultacée.

Jusqu'au 1er mai les phénomènes généraux persistent avec quelques alternatives de mieux. Pendant ce temps on a prescrit la potion de Todd et le sulfate de quinine à dose de 1 gr. par jour.

Le 1er mai, dans l'après-midi, le malade est pris d'un violent frisson, puis de sueurs abondantes. Il accuse une oppression vive et un point de côté à gauche.

Le 2 mai, pâleur, altération des traits, les phénomènes thoraciques persistent. L'auscultation et la percussion sont muettes. Gaz dans l'abdomen. Temp., 39°,3.

Prescriptions : Sinapisme au côté gauche, lavement avec 15 gr. sulfate de soude, 1 gr. sulfate de quinine. Les accidents se répètent avec de la toux en plus jusqu'au 6 où on voit apparaître des crachats rouillés.

Le 7, oppression et points douloureux disparus ; quelques douleurs dans le moignon. La plaie a assez bon aspect. Temp., 39o,7. Après le pansement, frisson le soir, 40o,5.

Le 8, sueurs profuses, stupeur, respiration difficile. Pas de nouveau frisson. Temp. matin, 39°,1 ; le soir, 37o,2. Mort le 9 à cinq heures du matin.

Autopsie faite le 10 mai à 11 heures du matin.

Le foie, le cœur et les reins paraissent sains. La rate est doublée de volume et très-diffluente. OEdème des deux poumons, qui laissent échapper à la coupe une grande quantité de sérosité de couleur gris roussâtre. A la base du poumon gauche, plusieurs abcès métastatiques de volume très-différent ; l'un est de la grosseur d'une noix. Près de la circonférence de la base est un infarctus non suppuré et présentant à peu près les dimensions suivantes : long., 4 cent.; larg., 1 cent. 1ı2 ; épaisseur augmentant à mesure que l'on s'éloigne de la circonférence. La plèvre droite contient environ 1ı2 litre de sérosité citrine, limpide. La plèvre gauche contient de 1 litre 1ı2 à 2 litres de sérosité trouble, de couleur plus foncée qu'à droite.

Pendant la dissection du moignon, M. Verneuil observe tout

d'abord quelque chose d'anormal au voisinage des vaisseaux fémoraux; le tissu cellulaire était très-dur, comme fibreux. Ayant ouvert la veine fémorale, il la trouva remplie d'un liquide puru·lent ; plus haut, la veine iliaque, et plus bas la partie inférieure de la veine fémorale, renfermaient des caillots plus récents. Il s'agissait là d'un cas remarquable de phlébite inguinale dont il fallait chercher les caractères et le point de départ.

En examinant attentivement la pièce, voici ce qu'on trouva : Au niveau du pli de l'aine, le tissu cellulo-graisseux, qui forme comme une atmosphère aux vaisseaux fémoraux, était de couleur grisâtre, légèrement injecté, très-dense, dur, comme fibreux, criant sous le scalpel, très-adhérent aux vaisseaux, qu'il fallut, pour ainsi dire, sculpter. La gaîne avait disparu au milieu de ce tissu, où il était impossible de la reconnaître ; il unissait très-intimement entre elles l'artère et la veine fémorales ; il faisait encore adhérer à la face antéro-interne de la veine un ganglion de la grosseur d'une amande, évidemment hypertrophié et très-dur. Au-dessous de ce ganglion, la partie antéro-interne de la paroi veineuse était séparée du tissu environnant, dans l'étendue de 3 à 4 cent., par une sorte de foyer contenant un liquide peu abondant, et qui avait toute l'apparence du pus phlegmoneux.

En continuant la dissection, en haut de la veine iliaque externe, en bas des vaisseaux fémoraux, de la veine saphène interne, des vaisseaux fémoraux profonds et de ceux du triceps on voyait que le tissu cellulaire reprenait peu à peu ses caractères normaux à mesure qu'on s'éloignait du pli de l'aine. Vers l'extrémité du moignon, cependant, la dureté du tissu cicatriciel et les adhérences des vaisseaux fémoraux entre eux étaient très-grandes dans l'étendue d'environ 4 cent. L'aspect de la veine varie aussi selon les points où on l'examine. Son calibre, encore considérable au pli de l'aine, diminue rapidement de haut en bas.

A la face antérieure, la paroi présente une coloration grisâtre jusqu'à 8 cent. au-dessus du ganglion, plus bas elle est d'un rouge foncé.

A la face antéro-externe, on voit en haut le ganglion dont nous avons parlé ; immédiatement au-dessous, la veine saphène interne ; à4 cent. plus bas, et un peu en dedans, le tronc des veines satellites de l'artère fémorale profonde. C'est dans l'espace compris entre ces deux veines que se trouvait le foyer purulent. Au-dessous de la veine fémorale profonde, et dans l'étendue de 5 à 6 cent., la paroi de la veine fémorale est de couleur rougeâtre, ainsi que la partie correspondante de la gaîne, qui en ce point est peu adhérente.

A la face postérieure, à 2 cent. au-dessous de l'embouchure de la saphène interne, est une grosse veine qui accompagne l'artère du triceps.

La face externe de la veine fémorale est accolée à l'artère en haut et y est très-adhérente, comme nous l'avons vu. Plus bas, elle est en rapport avec des tissus sains.

La veine est ouverte, et on constate qu'elle contient, depuis 3 cent. 1⌐2 au-dessus de l'embouchure de la saphène interne jusqu'à 8 cent. au-dessous, une substance jaunâtre, liquide, ayant l'aspect du pus.

Ce contenu se composait de deux parties : une partie liquide centrale, et une partie solide formant comme une gaîne à la première, de même coloration qu'elle, et la séparant de la paroi du vaisseau. Saisissant cette gaîne avec une pince, nous nous sommes assuré qu'elle était peu adhérente à la paroi vasculaire, peu résistante, mais assez cependant pour pouvoir s'enlever sous forme de membrane continue, d'épaisseur variable selon les endroits. Sous cette membrane, la surface interne de la veine fémorale était aussi lisse, présentait la même coloration que dans les points éloignés de la veine iliaque. Vers l'embouchure de quelques veines collatérales, elle était, il est vrai, fortement teinte en rouge foncé. Mais cette teinte rouge n'avait rien de commun avec l'injection caractéristique qu'on observe dans les parties enflammées ; elle était due simplement au contact de la paroi vasculaire avec le caillot, qui dans ces points présentait encore la même coloration, soit dans toute son épaisseur, soit seulement à la périphérie, la partie centrale étant déjà jaunâtre et un peu ramollie.

Dans toute la partie comprise entre la veine saphène interne et la fémorale profonde, la paroi du vaisseau séparée du tissu ambiant présente une épaisseur d'environ 1 mill. 1⌐2 ; elle atteint 2 mill. au niveau du ganglion ; elle est très-dense, et la surface de section présente une sorte de piqueté rouge très-fin. Liquide purulent et épaississement de la paroi cessant brusquement en haut à 1 cent. 1⌐2 au-dessus d'une paire de valvules, un peu au-dessous de l'embouchure d'une veine assez volumineuse. Au-dessus de cette veine, la paroi vasculaire est tout à fait normale. Dans la veine iliaque externe sont des caillots anciens, grisâtres, de volume variable, très-peu adhérents à la paroi vasculaire par une de leurs extrémités, libres par le reste ou même flottants dans la cavité du vaisseau. Plus haut, et jusque dans la veine cave inférieure, sont d'autres caillots noirâtres plus récents, peut-être *post mortem.*

La matière *puriforme* est continuée en bas, dans l'étendue de 4 cent. par un caillot jaunâtre au centre, d'un rouge foncé à la périphérie, et remplissant assez exactement la cavité du vaisseau. La partie jaunâtre est d'autant plus grande qu'on l'examine plus haut.

Dans le reste de son étendue, en bas, le caillot est complétement noirâtre, jusqu'à l'extrémité du moignon, où il est terminé par celui qui s'est formé après l'amputation. Les veines saphène interne et fémorale profonde, la veine du triceps et quelques autres branches musculaires viennent s'ouvrir au milieu de la matière *puriforme.* Leur embouchure se trouve obstruée par un caillot d'un gris jaunâtre et se continuant à distance variable par un caillot plus récent.

D'autres petites branches de la veine fémorale ou des autres veines dont nous venons de parler sont également remplies par un caillot d'autant plus récent que la branche veineuse est plus éloignée de la partie supérieure de la veine fémorale.

Obs. 2. — Blossier (Jacques), âgé de 25 ans, est amputé de la cuisse par M. Verneuil, pour une arthrite suppurée du genou, le 11 mai 1870. La compression au pli de l'aine dure vingt minutes au plus.

Dès le lendemain la température s'élève à 39o,7 le soir. Agitation, sueurs profuses, douleurs dans le moignon.

Le troisième jour, douleur à la pression, au pli de l'aine en dedans de l'artère fémorale.

Des accidents analogues à ceux du malade précédent se développent, la douleur inguinale persiste, et la mort arrive le onzième jour à dix heures du matin.

Autopsie faite le lendemain 22 mai, vingt-quatre heures après la mort.

Le foie et les reins sont complétement décomposés.

La rate a aussi subi la décomposition cadavérique; elle ne contient pas de gaz, et cependant son volume est environ le double du volume normal. Aucun de ces organes ne présente d'abcès métastatiques.

Les poumons non putréfiés présentent : 1° aux sommets, quelques tubercules crus ; 2° dans tout le parenchyme, mais surtout à la périphérie, une quantité considérable d'infarctus d'âge et de volnme différents, les uns suppurés, les autres plus récents.

Les muscles du moignon sont infiltrés de pus. Des collections purulentes se trouvent dans les espaces inter-musculaires. Au pli de l'aine, le tissu cellulaire périvasculaire est dense, dur, assez adhérent aux vaisseaux. Des ganglions durs et hypertrophiés adhèrent à la veine fémorale. La surface externe de l'artère présente une injection rougeâtre très-marquée. Ces caractères disparaissent peu à peu à mesure qu'on s'éloigne du point où l'on a dû faire la compression. A l'ouverture de la veine fémorale, la paroi vasculaire est dure et hypertrophiée. Toute la cavité de la veine est remplie de caillots d'âges différents.

A la partie inférieure, le caillot est complétement ramolli dans l'étendue de 3 centimètres. Il a l'aspect d'un liquide purulent assez épais.

Immédiatement au-dessus, sans transition, caillot récent de couleur rouge foncé, non encore tout à fait solide en certains points, adhérant à la surface interne de la veine dont il remplit la cavité. Il a environ 6 à 7 centim. et se continue en haut par un caillot en partie ramolli déjà, en partie solide encore.

La partie ramollie s'étend jusqu'à 4 cent. environ au-dessus de l'embouchure de la saphène interne. Elle se distingue peu à peu du caillot récent par ses caractères; elle a l'aspect de sang caillé qu'on aurait délayé dans du pus de couleur rouge jaunâtre. La partie solide est formée de fragments de caillots très-peu adhérents à la paroi vasculaire, et disséminés dans la partie ramollie dont ils ont la coloration.

La veine saphène interne est tout à fait intacte. La veine fémorale profonde et d'autres veines musculaires qui viennent se jeter au milieu de cette dernière portion de la fémorale sont remplies par des thrombus dont l'aspect paraît d'autant plus récent qu'on s'éloigne davantage du pli de l'aine considéré comme centre de formation de la thrombose.

La partie inférieure de la veine iliaque externe est remplie aussi de caillots. Plus haut, rien.

Dans ces deux cas, nous avons une périphlébite *inguinale* et une thrombose de la veine fémoro-iliaque.

Le thrombose peut se diviser en trois zones distinctes, inférieure et la supérieure étant à peu près de même âge, et celle du milieu de la formation beaucoup plus récente.

Nous croyons que la seule interprétation possible de leur formation est la suivante. Cette interprétation est, du reste, celle donnée par M. Verneuil.

La zone inférieure est constituée par le caillot normal de la plaie ; la zone supérieure ou inguinale, dont la formation est tout à fait indépendante de l'inférieure, a pour cause le fait qui a donné naissance à la périphlébite inguinale, c'est-à-dire la compression ; la zone intermédiaire est due à la propagation de la thrombose entre la supérieure et l'inférieure.

Ces faits nous prouvent que la phlébite inguinale consécutive à la compression dans cette région n'est pas si rare qu'on veut bien le dire, puisqu'en moins de dix années, M. Verneuil en observe sept cas et M. Desprès deux.

Nous pourrions retrouver des faits de phlébite inguinale à la suite de la compression dans les anévrymes ; on sait, en effet, que l'œdème des membres est très-commun en pareil cas ; mais l'objet et l'étendue de notre travail ne comportent pas ces recherches, et nous nous contentons d'observations certaines et incontestables.

On pourra nous objecter qu'en province où la compression laisse souvent à désirer, on n'observe pas de phlébite, preuve qu'il y a là autre chose que la compression de la veine.

Nous ferons observer que les statistiques à cet égard n'ont jamais été faites, et qu'on ne peut donc pas conclure que le fait ne se produise pas comme à Paris ; que, de plus, le médecin de campagne, qui ne va voir ses

opérés que tous les deux, et même les trois ou quatre
jours, n'y retourne plus, quand on vient lui annoncer
-leur mort, et que, ne faisant que rarement des auto-
psies, il peut difficilement constater les lésions qui sont
survenues dans le moignon.

Il y a quelques jours seulement, nous nous entrete-
nions avec M. Verneuil de notre thèse devant un interne
distingué des hôpitaux. Ce dernier nous relata som-
mairement un fait récent venu à sa connaissance.

Une amputation de cuisse fut faite en province, les
aides étaient peu nombreux, la compression fut confiée
à un jeune ecclésiastique qui avait quelques notions
chirurgicales, ayant fait de nombreux pansements pendant la guerre. Elle fut excellente au point de vue de
l'hémostase, mais exécutée avec une trop grande force.
On constata au quatrième jour une phlébite inguinale
à laquelle le malade succomba.

CHAPITRE II.

§ I. DES AMPUTATIONS EN GÉNÉRAL PAR LE PROCÉDÉ DE M. VERNEUIL.

Avant de commencer l'étude et la description de
chaque amputation en particulier, nous croyons devoir
tracer d'abord la méthode d'une façon générale, pour
ne pas être exposé à des redites et à des répétitions, à
propos de chaque opération.

Il ne nous restera plus alors qu'à décrire les détails
relatifs à chaque région, la règle générale à suivre étant
la même pour toutes.

Indiquons d'abord rapidement sur quelles bases repose la méthode appliquée par M. Verneuil aux opérations sur les membres.

La règle en est la même que celle qui régit l'extirpation des tumeurs. M. Verneuil ramène toutes les opérations à une seule.

Ici, comme pour les tumeurs, pas de compression ; nous avons donné les raisons qui noús font rejeter ce premier temps des amputations.

L'hémostase se fait dans le courant même de l'opération et d'une façon définitive,

La marche de l'amputation est dirigée de façon que l'hémostase se fasse, soit au début, soit à la fin. (Il est bien entendu que nous ne parleronsicique del'hémostase des gros vaisseaux). La ligature des petites artères se fera absolument comme dans l'ablation d'un cancer du sein, par exemple, c'est-à-dire à mesure que les vaisseaux seront coupés. Si le chirurgien trouve gênant de quitter à ce moment le couteau pour la pince, il pourra toujours utiliser un procédé employé dans les amputations par M. Maisonneuve et d'autres chirurgiens, qui consiste à couvrir la plaie de pinces à verrou de trèspetite dimension, qui ne gênent en rien les mouvements de l'opérateur.

Les instruments tranchants à employer se réduisent à un simple petit couteau solidement emmanché, à tranchant droit ou convexe, à lame robuste, longue de 12 à 15 centimètres. A la rigueur, un fort bistouri à manche fixe pourrait suffire.

On se servira de préférence du procédé à lambeaux : antérieur et postérieur.

Dans le premier temps, le chirurgien trace les lambeaux au moyen d'une incision comprenant la peau et le tissu cellulaire sous-cutané.

Il procède alors à la recherche de l'artère, si elle est superficielle, sinon il cherchera à la découvrir en se servant des données anatomiques qui en précisent la situation. Il suffira, pour cela, la plupart du temps, de couper un ou deux muscles qui recouvrent l'artère et les veines et nerfs qui l'accompagnent.

Cela fait, la rétraction des fibres musculaires coupées laisse libre un vaste champ d'exploration, dans lequel le chirurgien peut introduire son doigt, et chercher sans crainte, en écartant ou même déchirant les parties situées au-dessous du point où doit se faire l'amputation.

Il ne craindra pas de causer des accidents dans ces parties, puisqu'elles doivent être sacrifiées.

La position de l'artère bien établie par le toucher et la vue, il ne reste plus qu'à l'isoler au moyen d'une sonde cannelée, de la soulever avec une aiguille de Deschamps, munie d'un fil, et de la lier.

Dans certaines régions, où l'on trouve deux artères s'unissant par de larges anastomoses, comme à l'avant-bras et à la jambe, il est bon de mettre une double ligature et de couper le vaisseau entre les deux fils, on évite ainsi l'afflux du sang par le bout inférieur qui donne presque autant que le supérieur.

M. Verneuil recommande aussi de lier les grosses veines, car chez certains sujets le reflux physiologique ou pouls veineux s'étend souvent très-loin, et, si les valvules de la veine étaient insuffisantes, on pourrait avoir à craindre des hémorrhagies veineuses en retour. Ces ligatures veineuses ne présentent, du reste, aucun inconvénient, et de nombreux chirurgiens y ont recours sans scrupule dans les amputations.

Les vaisseaux liés, on achève le lambeau jusqu'à l'os, en taillant les chairs en biseau et de dehors en dedans. On dénude l'os, et on fait avec la pointe du bistouri une incision circulaire du périoste, au point où doit se faire la section.

Le premier lambeau ainsi terminé, on procède de la même manière pour le second, et on sectionne l'os selon la méthode habituelle.

M. Verneuil se sert souvent d'un second procédé aussi facile que celui que nous venons de décrire, quoiqu'au premier abord il semble présenter de plus grandes difficultés.

Il achève d'abord son premier lambeau (antérieur) de la façon indiquée précédemment, puis il dénude l'os en avant et un peu sur les côtés, passe un instrument quelconque, une paire de ciseaux courbes, de préférence, entre l'os et les parties molles sous-jacentes, en ayant soin de le raser le plus près possible, et il le sectionne avant de s'occuper du lambeau postérieur. L'os, une fois scié, il taille ce lambeau de dehors en dedans, ou de dedans en dehors, selon qu'il le trouve plus commode. Il procède alors au pansement d'après les règles chirurgicales indiquées.

Ces règles générales données, nous allons entrer dans l'étude de chaque opération en particulier, en priant nos lecteurs de se reporter à ces quelques explications pour les points communs à toutes les opérations.

Nous ne décrirons ni l'attitude du chirurgien, ni la position du malade, à moins que le procédé n'en exige une spéciale. Nous supposons ces détails connus de nos lecteurs ; ils se trouvent, du reste, dans tous les traités de médecine opératoire.

§ II. — Opérations sur l'extrémité inférieure du membre supérieur.

A. *Des moyens employés pour remplacer la compression dans ces opérations.*

Si l'on veut éviter la compression dans cette catégorie d'opérations, il est souvent difficile, sinon impossible de pratiquer la ligature préalable des vaisseaux, aussi décrirons-nous ici divers procédés d'hémostase que nous avons fait entrevoir plus haut, nous voulons parler de l'hémostase par flexion forcée ou extension forcée des articulations.

1° *Flexion forcée.* — Bichat, le premier, indique la possibilité de suspendre la circulation dans les artères des membres par la flexion forcée des articulations.

Malgaigne, dans son *Manuel de médecine opératoire* (1re édit., p. 78), arrête l'écoulement du sang de l'artère brachiale par la flexion forcée de l'avant-bras.

Dans une thèse sur les *Mouvements forcés et leur emploi en thérapeutique* (Paris, 1867), M. Merlatteau publie diverses observations de plusieurs chirurgiens : deux de M. le Dr Fleury, médecin de la marine, une de M. le Dr Bobillier, médecin à Dunkerque, une quatrième de M. le Dr Thierry (*Gaz. des hôpitaux*, 1852), tendant à employer la flexion forcée des membres comme moyen hémostatique des hémorrhagies artérielles.

M. Merlatteau cite encore plusieurs expériences faites par lui et M. le Dr Cocteau, et montre qu'une injection au suif poussée dans l'artère humérale, ne passe qu'avec peine dans les artères de l'avant-bras et de la main, quand on met l'articulation du coude en flexion forcée. Il fait remarquer, en outre, que cette injection a été poussée avec une force bien supérieure à la tension artérielle puisqu'elle a déterminé quelques ruptures d'artères.

Il rattache le ralentissement du cours du sang par ce procédé aux causes suivantes : 1° à la compression de l'humérale entre les parties molles; 2° aux flexuosités et aux changements de direction souvent brusques, que présente cette artère dans la flexion forcée.

Dans cette position, en effet, l'artère humérale est aplatie, dit-il, d'avant en arrière, par suite de la compression entre le brachial antérieur et les autres parties molles du bras et de l'avant-bras, et la cubitale devient tellement flexueuse qu'elle double de longueur depuis la division de l'humérale jusqu'à la naissance de l'interosseuse.

2° *Extension forcée.* — En 1858, M. Verneuil publia, dans le *Journal de physiologie*, de Brown-Séquard, ses expériences sur la circulation dans le membre supérieur pendant l'extension forcée de l'avant-bras sur le bras.

Nous reproduisons ici ces expériences qui sont d'un grand intérêt, et peuvent devenir d'une grande utilité dans les opérations sur la partie inférieure du membre supérieur, comme nous le montrerons plus loin.

EXPÉRIENCE Ire. — « On place son bras droit dans l'extension en appuyant le coude sur le genou. De la main droite, on explore le pouls radial; on contracte alors vigoureusement le triceps, de ma‑ nière à produire une extension énergique; à l'instant même le pouls radial faiblit d'une manière si notable qu'on a quelque peine à le percevoir ; de temps en temps même il semble disparaître.

Exp. II. — On place le bras droit dans l'extension, le coude appuyé sur le genou, et la main engagée en supination sous le rebord d'une table pesante, on s'efforce avec le bout des doigts, de soulever la table. Lorsque l'extension est bien complète, le pouls radial disparaît complétement. Lorsqu'on cesse l'effort, il reparaît, pour s'évanouir de nouveau dès qu'on cherche à soulever la table.

Exp. III. — On obtient le même résultat en suspendant à la main un poids assez considérable, 10 à 15 kilogr., par exemple, ou en soulevant ce même poids à bras tendu ; ou même en soulevant de terre un poids de 20 kilog. qu'on saisit seulement par les deux premières phalanges des doigts. En un mot, il suffit, pour arrêter le pouls radial, de placer l'avant-bras dans l'extension forcée.

Exp. IV. — Il convient d'être deux. L'un, passif, place son bras droit étendu sur une table, la moitié de l'avant-bras en dépasse le bord ; l'autre fait l'expérience ; de sa main gauche il explore le pouls radial, de la droite, il presse sur la main du premier sujet, de manière à produire une extension forcée. Avant même que ce mouvement devienne douloureux, les battements de la radiale ont disparu ; on les fait renaître en cessant la pression, et ainsi de suite. »

Première expérience sur le cadavre. — « J'avais un sujet adulte masculin, maigre et modérément musclé ; le bras tenant au corps fut placé sur une table, le coude appuyé sur le bord ; un poids de 10 kilog. fut suspendu au poignet. L'artère humérale fut découverte près de l'aisselle, et une injection au suif fut poussée ; elle pénétra dans les artères radiale et cubitale jusqu'au poignet ; mais, malgré la maigreur du sujet, le cylindre artériel proémina peu au pli du coude. La dissection faite permit de constater les faits suivants : l'artère remplie par l'injection est cylindrique dans toute sa portion humérale et jusqu'au moment où elle s'infléchit pour se porter en dehors ; là, elle s'engage dans un plan fibreux, même supérieurement, où il est formé par l'aponévrose du brachial antérieur, beaucoup plus fort inférieurement, où il est constitué par l'expansion bien connue du tendon du biceps. Dans toutes les parties de l'artère recouvertes par cette membrane fibreuse, la forme de cette artère solidifiée par l'injection, est très-visiblement modifiée, légè- rement aplatie au niveau de l'expansion du brachial antérieur, elle l'est bien davantage sous l'expansion du biceps. En ce dernier point, son diamètre transversal mesure près de **7** millim., tandis que le diamètre antéro-postérieur mesure à peine **2** millim.; des coupes perpendiculaires du cylindre injecté et solidifié permettent de constater de la manière la plus évidente cette déformation due à la compression. L'artère reprend sa forme cylindrique un peu au-dessous du point où elle va se bifurquer en radiale et cubitale; ces deux derniers vaisseaux sont remplis par l'injection et offrent la forme arrondie ordinaire. Je remarque que les branches collatérales sont toutefois très-imparfaitement injectées. »

Deuxième expérience sur le cadavre. — « Le bras de l'autre côté du même sujet fut placé exactement dans la même attitude et étendu avec le même poids; seulement j'eus soin à l'aide d'une petite incision de sectionner le tendon du biceps et son expansion. L'injection fut poussée avec une force à peu près égale à celle que j'avais employée pour l'autre expérience. Cette fois, on vit sur-le-champ apparaître sous la peau le cordon oblique désignant la portion sous-cutanée de l'artère humérale. La dissection, en effet, a montré cette fois la portion infléchie du vaisseau bien remplie par l'injection; toutefois, on y remarque encore un très-léger degré d'aplatissement au niveau de la saillie inférieure du brachial antérieur. Mais l'excédant du diamètre transverse sur le diamétre antérieur du vaisseau n'atteint pas **1** millimètre. »

M. Verneuil fait remarquer, à la fin de son travail, qu'on peut utiliser cette position dans plusieurs circonstances, en particulier dans les hémorrhagies de l'avant-bras et de la main.

3° *Positions diverses.* — M. le professeur Richet, dans son *Anatomie médico-chirurgicale*, montre que l'on peut comprimer l'artère sous-clavière contre la première côte au moyen de la clavicule, en portant fortement l'épaule en arrière et en bas.

Dans la thèse déjà citée de M. Merlateau, on trouve plusieurs expériences analogues d'hémostase produite au moyen de positions forcées de l'épaule. Elles se

résument à peu près dans les conclusions suivantes :
que, lorsque le bras est fortement porté derrière le dos
et tiré en bas, ou lorque l'on rapproche les deux coudes
en arrière, le pouls radial disparaît.

Devant ces divers moyens de pratiquer l'hémostase
dans le membre supérieur, nous ne nous arrêterons
qu'à celui proposé par M. le professeur Verneuil.

Il serait difficile, en effet, d'opérer un malade à la
main, ou au poignet dans la flexion forcée, ou les bras
portés derrière le dos, tandis qn'il est très-possible de
faire la désarticulation d'un métacarpien ou de l'articulation radio-carpienne dans l'extension forcée.

Examinons donc le procédé de M. Verneuil.

Il découle de ses expériences sur le vivant que
lorsque le sujet sur lequel on expérimente place son
bras étendu sur une table, la moitié de l'avant-bras en
dépassant le bord (la table peut être remplacée par n'importe quel plan résistant, le genou, par exemple), si
l'on presse sur la main de ce sujet de manière à produire l'extension forcée, les battements de l'artère radiale disparaissent.

D'autre part, les expériences sur le cadavre nous
montrent que l'artère se trouve déformée dans l'extension forcée, et que son calibre permet à peine le passage
du suif poussé par la seringue ; nous pouvons donc ad-
mettre que le cours du sang, poussé avec une moins
grande force par le cœur, et passant dans une artère
plus fortement comprimée par des tissus vivants que
par des tissus morts, sera arrêté ou tout au moins très-
ralenti par l'extension forcée, et que l'hémostase sera
suffisamment faite pour qu'on puisse pratiquer l'opération.

Il sera, par conséquent, toujours facile au chirurgien d'opérer au moyen de ce procédé, qui n'exigera pour tout appareil qu'une table, et, comme aide, que la première personne venue qui voudra bien prêter son assistance.

Au besoin même, on pourrait se contenter, pour maintenir l'extension forcée, d'un simple morceau de bois servant d'attelle, que l'on fixerait à la partie postérieure du membre.

B. *Manière d'opérer.*

1° *Phalanges et métacarpiens.* — Dans les désarticulations des *phalanges*, l'hémostase est presque inutile, nous laisserons donc de côté ces opérations.

Dans les désarticulations des *métacarpiens*, la personne qui servira d'aide saisira le bras du patient avec l'une de ses mains et l'avant-bras de l'autre, puis elle pratiquera l'extension forcée de l'articulation huméro-cubitale, en ayant soin d'appuyer le coude sur un plan résistant quelconque, préalablement garni de compresses pour ne pas blesser l'opéré.

Le chirurgien explorera le pouls radial, et, s'il ne le sent plus, il procédera à la désarticulation.

Pour le premier et le cinquième métacarpien, il opérera par les procédés ordinaires : ovalaire ou à lambeaux. Il ne sera pas beaucoup gêné par l'extension forcée, car, dans cette position, on peut encore faire décrire à la main des mouvements suffisants pour que l'opération se fasse convenablement.

Il en sera de même pour les autres métarcarpiens, car le chirurgien pourra toujours en se baissant tracer ses incisions dorsales, et faire sa désarticulation. Il serait certainement préférable d'opérer, la main étant en pronation, mais la possibilité de se passer de la compression présente des avantages assez grands pour faire oublier le quelque peu de gêne que la position impose.

Du reste, ce sont là des opérations où l'hémostase ne tient pas encore une très-grande place, et on pourrait, au besoin, faire appuyer les deux pouces de l'aide qui soutient la main sur les artères radiale et cubitale faciles à comprimer au poignet.

Mais l'opération où l'extension forcée nous rendra de véritables services, en supprimant la compression, est la désarticulation du poignet.

Là l'opérateur ne sera plus gêné, comme dans les petites opérations précédentes, et il pourra procéder avec la plus grande facilité, malgré la position, comme nous allons le décrire.

2° *Désarticulation du poignet*. — L'aide tenant le bras du malade en extension forcée, comme dans la désarticulation des métacarpiens, et le pouls radial n'étant plus senti par le chirurgien, voici comment se fera l'opération :

On emploiera de préférence la méthode à deux lambeaux, antérieur et postérieur.

La main du malade étant en supination, on trace avec le bistouri le lambeau antérieur ou palmaire, au moyen d'une incision convexe en bas, dont la partie moyenne descend à 4 centimètres environ de l'articulation radio-carpienne, et qui se termine en dehors et en dedans à la pointe des apophyses styloïdes. Cette incision ne doit comprendre que la peau et le tissu cellulaire sous-cutané.

Portant ensuite la main en pronation (ici le rôle de l'aide cesse), on réunit les extrémités de l'incision palmaire par une incision dorsale convexe en bas. On coupe les tendons des extenseurs, les ligaments dorsaux, et l'on entre dans l'articulation, en se souvenant de sa ligne courbe et de sa situation.

Pour ce temps de l'opération, il n'y a guère à craindre d'hémorrhagie, les artères principales se trouvant dans le lambeau palmaire.

Si quelque artériole donnait un peu de sang, il serait facile de la saisir avec une pince et de la lier avant de continuer la désarticulation.

L'articulation étant ouverte et les surfaces articulaires écartées, on peut, à volonté, couper de suite avec précaution les ligaments antérieurs, ou les conserver pour la fin de l'opération, ce qui présentera peut-être moins de danger pour le débutant.

On replace la main en supination, et c'est alors que commence véritablement le rôle de l'aide chargé de pratiquer l'extension forcée, le chirurgien allant procéder à la section des vaisseaux. Il pressera donc fortement avec les deux mains sur le bras et l'avant-bras pour suspendre le cours du sang.

La peau étant rétractée, le chirurgien continuera plus profondément l'incision du lambeau antérieur. Il coupera les muscles et les tendons en biseau en allant de bas en haut, il remontera ainsi vers l'articulation en disséquant le lambeau le plus près possible des os, il achèvera la section des ligaments antérieurs, si elle n'a pas été faite préalablement, et la désarticulation sera terminée.

Il n'y aura plus alors qu'à faire la ligature des artères radiale et cubitale, comme dans la pratique ordinaire, et à procéder au pansement.

§ III. Amputation de l'avant-bras.

Tout à fait à la partie inférieure, on pourrait faire cette amputation avec n'importe quelle méthode en pratiquant l'hémostase par l'extension forcée.

Sinon, on se servira de la méthode à deux lambeaux. Le chirurgien trace avec un bistouri le lambeau antérieur, en ne comprenant que la peau et le tissu cellulaire dans son incision.

Il dissèque un peu ce lambeau, et le fait rétracter légèrement, de manière à découvrir l'artère radiale.

Si l'opération se fait à la partie inférieure de l'avant-bras, l'artère est sous-aponévrotique, si c'est à la partie supérieure, il faudra écarter le long supinateur, ou même le couper avec précaution, ce muscle recouvrant l'artère. Il est bon cependant de se rappeler que, chez les sujets amaigris, le long supinateur revenant sur lui-même, l'artère est sous-aponévrotique dans toute sa longueur. Du reste, la recherche en est facile, car on peut facilement porter les doigts dans les tissus au-dessous du point où doit se faire l'amputation.

La présence de l'artère étant reconnue, on l'isole avec la sonde cannelée, on la soulève avec une aiguille de Deschamps munie de deux fils, on la lie, et on en fait la section entre les deux ligatures. (Nous avons dit plus haut pourquoi.)

Pour découvrir l'artère cubitale, on coupe le muscle cubital antérieur, au point où on doit le couper dans l'amputation, on relève le chef supérieur de ce muscle, et on trouve l'artère accompagnée par le nerf cubital, et le nerf médian, qui lui est interne, externe ou antérieur suivant la région.

Là encore, il peut arriver, dans quelques cas de division prématurée de l'artère humérale, que l'artère cubitale soit aponévrotique dans toute son étendue.

On fait comme pour la radiale, on l'isole, on y porte une double ligature, et on la sectionne.

Ces deux artères doivent être liées le plus haut possible. Il est du reste toujours facile de faire une ligature définitive, si on ne trouve pas la première convenable.

Les deux ligatures terminées, on coupe les muscles en dédolant, de dehors en dedans, ou plutôt d'avant en arrière, et, si on rencontre l'artère interosseuse, on la saisira avec une pince, et on la liera, comme on fait d'une artère que l'on rencontre dans l'extirpation d'une tumeur. On arrivera ainsi jusqu'aux os que l'on rasera en disséquant le lambeau jusqu'au point où doit se faire la section.

On taille le lambeau postérieur comme on a taillé l'antérieur. Ce lambeau devra cependant être plus long de 2 cent. que l'autre, parce que, même avec cette précaution, c'est à peine s'ils seront égaux après la rétraction.

On coupe les muscles et on dissèque comme précédemment en rasant les os.

Les deux lambeaux terminés, on coupe les adhérences musculaires et ligamenteuses de l'espace interosseux. On incise le périoste avec un bistouri fort et bien coupant, et il n'y a plus qu'à procéder à la section osseuse d'après la méthode ordinaire.

Les artères étant liées, on peut rendre la liberté à

l'aide, qui sert alors à relever les lambeaux, au moyen d'une compresse à trois chefs.

§ IV. Désarticulation du coude.

Cette opération se fera de préférence par la méthode à deux lambeaux.

L'avant-bras du malade étant en supination, le chirurgien trace avec le bistouri son lambeau antérieur, en ayant soin de lui donner la direction oblique en bas et en dedans de l'interligne articulaire, faute de quoi, on verrait, après l'opération, l'extrémité inférieure de la trochlée saillir et déborder les parties molles.

L'incision devra comprendre, comme nous l'avons déjà dit pour les autres opérations, la peau et le tissu cellulaire seulement.

La peau est rétractée par un aide, et le chirurgien coupe en dédolant le long supinateur qui se rétracte et permet d'aller à la recherche de l'artère radiale, qu'il recouvre immédiatement. L'artère, étant reconnue, est isolée avec une sonde cannelée, et liée au moyen d'une aiguille de Deschamps armée d'un double fil.

On coupe alors, avec précaution, la masse des muscles épitrochléens et le fléchisseur sublime, derrière lequel se trouve le nerf cubital, et en dehors du nerf, l'artère de même nom. On procède à la recherche de cette artère, comme on a fait pour la radiale, on l'isole et on la lie avec deux fils.

On coupe alors le tendon du biceps, et on porte le bistouri jusqu'à l'os ; on dissèque le lambeau pour dénuder la partie antérieure de l'articulation.

Le lambeau postérieur est tracé comme l'antérieur,

au moyen d'une incision comprenant la peau et le tissu cellulaire, on joint les incisions des deux lambeaux, et on attaque l'articulation par le côté externe, comme d'habitude.

On procède lentement, car dans la région de l'épicondyle, on rencontre la récurrente radiale antérieure, ou tout au moins son anastomose avec l'humérale profonde, on lie cette artère, et on désarticule.

On pourra, avant de terminer la désarticulation, aller à la recherche d'une autre artère située vers l'épitrochlée : la récurrente cubitale postérieure, ou plutôt, son anastomose avec la collatérale interne de l'humérale.

On cherchera ces artères en allant à petits coups et avec précaution. Une fois coupées, on les lie et on continue l'opération.

La désarticulation terminée, et les ligatures indiquées faites, il ne reste plus qu'à faire glisser le couteau vers la main, en rasant la face postérieure des os, jusqu'à la rencontre du tracé du lambeau postérieur.

§ V. Amputation du bras.

Cette amputation se fait par la méthode à deux lambeaux, interne et externe.

On trace avec le bistouri le lambeau externe sur la peau, que l'on fait rétracter, puis, on porte l'instrument à plein tranchant dans le paquet musculaire, jusqu'à l'os. On dissèque le lambeau, que l'on sépare de l'os, jusqu'au point où on veut en faire la section.

Ce premier lambeau terminé, on trace sur la peau un second lambeau dit interne, jusqu'à la rencontre du premier. On dissèque légèrement la peau, qu'un aide rétracte en haut de façon à découvrir le biceps, et on coupe ce muscle avec quelque précaution. On en relève le chef supérieur, et on tombe sur le paquet vasculo-nerveux qui se trouve découvert sur une grande longueur.

On cherche l'artère avec les doigts, on la dénude et on la lie, ainsi que les veines qui l'accompagnent, en ayant soin que les ligatures portent aussi haut que possible.

On coupe alors à petits coups une partie du triceps contenu dans le lambeau interne, et lorsque l'on rencontre l'humérale profonde accompagnée du nerf radial, on la soulève avec une aiguille de Deschamps et on la lie.

On peut maintenant procéder de deux façons pour terminer l'opération.

Ou bien l'on achèvera la section des parties molles jusqu'à l'os, que l'on sciera, après avoir incisé préalablement le périoste, ou bien, ce qui serait préférable, si on craignait une anomalie de l'humérale, et la présence d'une artère volumineuse dans la partie non sectionnée du lambeau interne, on fera la section de l'os avant de terminer ce lambeau.

Pour cela, on passera, entre l'os et les parties molles qui lui sont encore adhérentes, une paire de ciseaux courbes; ou isolera ainsi l'humérus, on relèvera le lambeau externe, et on fera la section osseuse, toujours, le périoste étant d'abord coupé.

Cette section terminée, il ne restera plus qu'à achever le lambeau interne par un coup de couteau, et à saisir et lier l'artère s'il s'en trouvait une.

§ VI. Désarticulation de l'épaule (1).

Le malade sera opéré assis, s'il n'est pas anesthésié, couché s'il est endormi, pour éviter les syncopes.

L'épaule débordera le lit ou la table qui le portent pour que le jeu du couteau ne soit pas gêné. On emploiera ici comme dans les autres opérations le petit couteau mentionné plus haut.

Le procédé employé sera le procédé Larrey modifié par M. Verneuil.

Une première incision sera faite, partant du bord interne de l'acromion et descendant en ligne droite à 2 ou 3 centim. au-dessous du niveau du col de l'humérus. Par cette incision, on coupe les téguments, et on divise en deux portions égales les fibres du deltoïde, comme dans le procédé Larrey.

Les autres incisions sont un peu plus différentes. Là, comme dans les précédentes opérations, on tracera à l'avance, avec la pointe du couteau, tout le périmètre de la plaie d'amputation. Cette précaution a pour but d'amener la régularité définitive de la plaie, de tailler des lambeaux égaux, et de diviser régulièrement les téguments de la face interne du bras (ce qui n'arrive pas toujours, quand les parties sectionnées les dernières sont couvertes de sang).

On pratique donc une incision qui, partant de l'incision verticale à 3 cent. de l'acromion, va d'abord gagner obliquement le bord antérieur de l'aisselle, puis croise perpendiculairement à l'axe du bras la face interne de ce dernier au niveau de l'insertion des poils axillaires

(1) Voir la thèse de M. Chambaud, déjà citée.

inférieurs, pour remonter ensuite obliquement en haut et en arrière jusqu'à son point de départ. Le couteau marche de la sorte pour le bras droit; il suivrait un trajet inverse pour le bras gauche. Pour pratiquer les incisions obliques antérieure et postérieure, le bras est appliqué contre le tronc. On l'en écarte un peu pour l'incision circulaire interne, l'œil devant toujours suivre le manche du couteau. En avant et en arrière, dans ses portions obliques, l'incision intéresse la peau, le tissu cellulaire sous-cutané, et même les fibres les plus superficielles du deltoïde. Au niveau de la face interne du bras, dans la région des vaisseaux et des nerfs, le tégument seul doit être divisé. Il faut donc en ce dernier point conduire l'instrument avec précaution.

Pour la section des parties molles, M. Verneuil n'adopte pas la méthode par transfixion, qui, plus expéditive, il est vrai, a l'inconvénient, chez les sujets vigoureux, de conserver dans la plaie des portions de muscles trop volumineuses, et qui débordent fortement la peau.

On procédera de la façon suivante : un aide saisissant à pleines mains les parties molles du moignon de l'épaule, les rétracte en haut; l'incision sous-cutanée s'entr'ouvre; le chirurgien, portant le couteau au niveau de la peau rétractée, divise le deltoïde d'un seul coup, perpendiculairement, si le sujet est peu musclé, successivement, et en biseau, si le sujet est très-musclé, afin d'éviter l'exubérance musculaire signalée plus haut.

L'artère acromio-thoracique divisée dans ce premier temps est liée ou comprimée un instant par le doigt d'un aide.

M. Verneuil, quel que soit le côté opéré, achève toujours en premier lieu l'incision antérieure, pour deux raisons : d'abord, les vaisseaux deltoïdiens sont moins abondants et moins volumineux dans ce sens ; puis, cette incision ayant pour but, et pour effet, de découvrir l'artère axillaire, doit nécessairement ouvrir la marche.

On divise donc toute la moitié antérieure du deltoïde, puis le tendon du grand pectoral et les deux chefs du biceps ; on découvre alors le coraco-brachial. On incise ce muscle avec précaution et à petits coups. La section complète met à nu le faisceau vasculo-nerveux ; souvent la veine axillaire, distendue par le sang, se présente d'abord à la vue.

Abandonnant le couteau, le chirurgien glisse son doigt entre le faisceau vasculo-nerveux et la face postérieure du segment inférieur du coraco-brachial, décolle ce dernier, le refoule en haut, et met ainsi à découvert le plexus brachial jusqu'au V du nerf médian. Là, il reconnaît l'artère et ses battements, l'isole avec une sonde cannelée, passe au-dessous d'elle une aiguille de Deschamps, et pratique la ligature le plus haut possible.

Il reprend alors le couteau, et achève jusqu'à l'os l'incision postérieure ; par conséquent, il divise la partie postérieure du deltoïde et les tendons des muscles grand dorsal, grand rond et longue portion du biceps.

On peut alors indifféremment terminer la section des parties molles, à la face interne du bras, par un coup de couteau demi-circulaire allant jusqu'à l'humérus, et diviser par conséquent les vaisseaux et les nerfs ; on procède alors à la désarticulation que l'on fait d'après les règles classiques.

On s'assurera si la ligature de l'artère est bien faite,

dans le cas contraire on procéderait à une ligature définitive. On n'oubliera pas non plus de lier la veine axillaire à cause du reflux physiologique.

Le chirurgien prendra aussi la précaution de tirer
avec les doigts ou avec une pince, le bout flottant des
gros troncs nerveux, qui, ne se rétractant pas, font saillie à la surface et dans l'angle inférieur de la plaie, il
les sectionne le plus haut possible, c'est-à-dire au niveau
de la ligature de l'artère axillaire. La traction exercée
sur les nerfs, pour faciliter leur section, fait que leur
bout central remonte encore et se trouve relégué dans
la profondeur de la plaie, loin de sa surface.

Cette section a pour but d'empêcher la formation des
névromes traumatiques dans les lambeaux, et d'éviter
pendant les pansements les douleurs résultant de la
saillie des gros troncs nerveux.

Nous signalons en deux mots les avantages que présente cette méthode sur la désarticulation faite avec la
compression :

L'opération n'est pas allongée ;

Il n'y a pas d'incisions spéciales à faire ;

L'artère mise largement à nu est liée rapidement et
facilement ; si la ligature est portée au-dessus des circonflexes, celles-ci ne donnent pas de sang au moment
de la désarticulation ;

La perte du sang est très-minime, chose importante
chez les sujets affaiblis ;

Enfin, l'aide chargé de la compression est sup-
primé, ce qui dans cette opération surtout est un grand
point à cause de l'habitude et du sang-froid qu'elle
réclame.

§ VII. Opérations sur les extrémités inférieures du membre inférieur.

Pour ces opérations, nous avons cherché à remplacer la compression digitale faite au pli de l'aine, par une pratique plus simple et n'exigeant que le concours d'aides tout à fait étrangers à la science, et pouvant être rencontrés partout.

Nous ne décrirons pas les procédés dont on se servira pour pratiquer ces opérations, ce sont ceux qui se trouvent dans tous les traités de médecine opératoire, notre travail ne s'appliquera ici qu'à la manière dont on doit arrêter le cours du sang.

Sous la direction de M. Verneuil, nous avons cherché si les artères de la jambe seraient rendues imperméables par une compression presque mécanique, facile et pratique faite à la partie supérieure de la jambe ; pour cela nous avons fait l'expérience suivante :

Expérience sur le cadavre. — 1° On commence par couper une des jambes au sujet, pour pouvoir se rendre compte de ce qui se passera à l'ouverture béante des artères. Puis l'artère fémorale étant ouverte, vers le triangle de Scarpa, on engage dans l'ouverture une seringue chargée d'eau, et on pousse le piston par petits coups répétés, de façon à imiter grossièrement la poussée du cœur.

L'eau sort par les artères béantes à chaque coup de piston en jets saccadés et bien nets.

On est ainsi certain qu'elles sont bien perméables au liquide, et on passe à la seconde partie de l'expérience.

2° Un tampon de linge est placé derrière la jambe, dans la direction du tronc tibio-péronier, et un autre devant, dans l'espace interosseux.

On serre fortement la jambe et les tampons au moyen d'une sangle munie d'une boucle, et on pousse l'injection d'eau comme précédemment. Une seule artère donne encore du sang par jets,

mais d'une façon moins nette et moins forte, c'est la tibiale postérieure. Les autres vaisseaux ne laissent couler le liquide que par
suintement.

3° Si l'on embrasse alors les tampons ét la jambe avec les mains,
et que l'on serre même avec une force modérée, ou si on se contente
de presser le membre contre le bord de la table sur laquelle il repose,
l'injection ne passe plus, même quand on appuie avec force contre
le piston de la seringue.

Nous appuyant sur ces résultats, voici le procédé
que nous proposons de mettre en pratique.

On applique un tampon *postérieur* sur la face postérieure de la jambe, à 3 centimètres à peu près au-dessous de l'articulation, de façon qu'il corresponde au
tronc tibio-péronier, et à la partie inférieure de l'artère
poplitée. Les dimensions moyennes seront les suivantes :
longueur : 10 cent., largeur et épaisseur : 6 cent.

Un second tampon *antérieur* sera placé au niveau du
premier, sur la partie antérieure de la jambe dans l'espace interosseux. Ce tampon sera cylindrique, et aura
environ 10 centimètres de longueur, et 5 centimètres
de diamètre.

On fixera les deux tampons par un lien inextensible
garni d'une boucle, ou même par une simple bande, et
on serrera le plus fortement que l'on pourra.

On fera reposer l'extrémité supérieure de la jambe
sur le bord d'une table ou d'un plan quelconque résistant, et on commencera l'opération. Si le sang coule,
l'aide saisira à pleines mains la jambe et ses tampons, de
façon que les extrémités des doigts réunis se trouvent
sous le tampon postérieur, et les deux pouces sur le tampon antérieur. On pourra encore augmenter la compression en pressant directement le tout sur le bord de
la table.

On arrive par là à supprimer complétement l'écoulement du sang, ou tout au moins à le modérer d'une façon presque complète.

Nous indiquons ce procédé comme pouvant suppléer à la compression digitale de la fémorale, parce qu'il nous paraît très-simple, facile et n'exigeant absolument de l'aide qu'une force brutale et non intelligente.

Nous ferons encore remarquer ici que c'est principalement aux chirurgiens militaires et des campagnes que nous nous adressons, et que ce que nous cherchons surtout à leur éviter, c'est la présence de l'aide intelligent et expérimenté qui leur manque presque toujours.

§ Vlll. Amputation de la jambe.

A. *Premier procédé.* — On adopte dans cette opération le procédé à deux lambeaux, l'un antérieur, l'autre postérieur, ce dernier environ deux fois plus long.

Tous deux sont taillés complétement de dehors en dedans, comme dans les opérations déjà décrites.

L'incision pour le lambeau antérieur part du bord externe du péroné, et vient se terminer au bord interne du tibia. Elle décrit une courbe régulière, dont le rayon, d'autant plus long que le membre est plus volumineux, varie de 5 à 7 centimètres ; moyenne : 6 centimètres.

La peau, divisée, est légèrement rétractée vers la racine du membre, après quoi, on divise obliquement, de bas en haut, les chairs de la partie antérieure. On procède largement jusqu'au voisinage de l'espace interosseux. Alors, on incise avec précaution, et à petits coups, et on ne tarde pas à découvrir les vaisseaux tibiaux an_ térieurs, dans l'interstice musculaire, où ils se trouvent accolés au ligament interosseux. On isole l'artère de ses veines avec la sonde cannelée, et on passe au-dessous d'elle une aiguille de Deschamps munie de deux fils. On fait deux ligatures distantes de quelques millimètres, entre lesquelles on sectionne l'artère.

Nous avons dit pourquoi l'on agissait ainsi.

Dans ce premier temps, la jambe repose simplement sur le lit par sa face postérieure.

L'incision, qui circonscrit le lambeau postérieur, part des deux extrémités de la première et décrit une demi-ellipse. Elle ne comprend que la peau. Pour la tracer avec régularité, on élève la jambe, de façon qu'elle soit dans l'extension, et que la cuisse soit fléchie à peu près à angle droit sur le bassin. La peau est également rétractée dans l'étendue d'un centimètre. Alors, avec le bistouri porté à plein tranchant et dans une direction oblique, on divise hardiment les jumeaux, et la partie superficielle du soléaire suivant le niveau de l'amputation. Si les artères de ces muscles donnent du sang, on les obture avec les doigts qui saisissent et soutiennent le lambeau, ou on les lie, si on le préfère.

Arrivé là, on poursuit la section, mais avec plus de ménagements, et on va à la recherche de l'artère tibiale postérieure, que l'on trouve sous l'aponévrose épaisse qui revêt la face postérieure du soléaire. On l'isole avec la sonde cannelée, on la soulève avec l'aiguille de Deschamps, et, après l'avoir liée, on la divise tout près de la ligature.

La recherche de la péronière n'est guère plus difficile *en haut*, car elle est presque sur le même plan que la ibiale, dont elle est séparée par le nerf du même nom.

Plus bas, elle est logée le long de la face interne du péroné, où il est aisé de la découvrir avec un peu d'attention, et en procédant à petits coups. Elle est isolée, liée et coupée comme la précédente. Il importe beaucoup que les trois vaisseaux soient liés et divisés au niveau du point où portera la section osseuse.

Il ne reste plus qu'à diviser les chairs qui tapissent immédiatement les os et les deux faces du ligament interosseux et à sectionner le périoste.

Ce dernier temps s'exécute comme toujours avec la pointe du bistouri.

On passe enfin la compresse à trois chefs, et on termine en sciant l'os.

M. Verneuil a encore apporté à ce dernier temps une petite modification qui paraît commode.

On recommande expressément, après avoir fait la coupe oblique et incomplète du tibia, de porter la scie sur les deux os à la fois, d'achever en premier lieu la section du péroné, et de terminer par le tibia. Quoique praticable, cette section simultanée n'est pas très-facile. Il faut, pour la jambe droite, élever et, pour la jambe gauche, abaisser fortement le coude, l'attitude est fort gênante. On recommande encore à l'aide de tourner le membre dans la rotation en dedans.

M. Verneuil évite cette gêne en sciant tout simplement le tibia d'abord, puis le péroné qui, surtout lorsque le membre repose sur le bord du lit, est suffisamment résistant.

La section simultanée a encore un immense inconvénient signalé par plusieurs chirurgiens.

Le péroné, coupé perpendiculairement au même niveau que le tibia, forme, à l'angle externe de la plaie;

une saillie assez abrupte qu'on a déjà proposé d'émousser ou de rendre oblique avec la pince de Liston ou un second trait de scie. On arrive facilement au même résultat en coupant de bas en haut et de dedans en dehors le susdit os.

Le procédé que nous venons de décrire est certainement plus compliqué que le procédé classique, mais il présente l'avantage de supprimer la compression; de plus, il peut s'exécuter sans autre aide que des personnes étrangères à l'art, et dont le rôle se borne à maintenir le membre dans les diverses attitudes qu'on lui fait prendre.

L'exécution n'en est ni plus longue ni plus difficile que l'ablation d'une tumeur du sein. La ligature préalable des vaisseaux a là surtout l'avantage qu'on sait d'avance où les trouver, tandis que la recherche en est souvent difficile avec le procédé ordinaire.

En cas d'anomalie vasculaire ou de surprise, si un je de sang surgit, on place un doigt sur l'orifice des vaisseaux, et on quitte un instant le bistouri pour la pince, on saisit l'artère et on fait tranquillement sa ligature.

La quantité de sang perdu est aussi petite qu'avec le concours de l'aide le plus exercé à la compression, et le chirurgien peut sans hésitation et sans précipitation faire seul une opération qui, de coutume, exige au moins trois bons aides.

B: *Second procédé.* — On peut encore pratiquer l'amputation de la jambe par un second procédé qui diffère, du reste, peu du premier. On emploie comme précédemment la méthode à deux lambeaux.

La première partie de l'opération est la même, on

dessine et on taille le lambeau antérieur (antéro-externe) comme dans le premier procédé.

La différence repose dans la section des os et la formation du second lambeau (postérieur ou postéro-interne).

Nous décrivons rapidement ce temps de l'opération dont les détails ont été indiqués tout au long dans le paragraphe précédent.

Incision partant du bord externe du péroné et se terminant au bord interne du tibia.

Chairs antérieures divisées obliquement, de bas en haut, jusqu'au voisinage de l'espace interosseux. Isolement et ligature des vaisseaux tibiaux antérieurs au moyen d'un double fil. Section des nerfs et des vaisseaux.

Ceci fait, on va à la recherche du péroné, on décolle les fibres musculaires qui prennent insertion sur cet os, et on détermine le point où l'on veut en faire la section en incisant le périoste.

Le péroné ainsi isolé en avant et en dedans, on trace, comme tout à l'heure, le lambeau postérieur, un peu plus long que l'antérieur.

L'incision qui le circonscrit ne comprend que la peau et le tissu cellulaire.

Ceci fait, on coupe les muscles péroniers et, sauf les insertions du ligament interosseux, le péroné se trouve presque complétement mis à nu.

On passe alors une sonde cannelée, ou mieux, comme nous l'avons dit, une paire de ciseaux courbes entre sa face postérieure et les parties molles sous-jacentes. On les fait ressortir entre le tibia et le péroné après avoir traversé le ligament interosseux, en prenant soin qu'ils rasent l'os le plus près possible. On termine l'incision du périoste et on scie le péroné, d'après la méthode indiquée dans le premier procédé.

Jusqu'ici l'opération s'est faite sans un grand écoulement de sang.

Pour la section du tibia, on dissèque un peu la peau qui le recouvre sur sa face interne, on coupe le périoste, on incise légèrement le ligament interosseux, très-près de l'os, on glisse les ciseaux entre ce dernier et les muscles qu'il recouvre; puis on procède à sa section d'abord obliquement de haut en bas et d'avant en arrière, puis on reporte la scie un peu plus bas et on la mène perpendiculairement à l'axe de l'os suivant le procédé de Béclard.

On exécutera ce temps de l'opération avec un autre procédé si on le préfère.

Une fois les os sciés, on peut opérer pour ainsi dire à ciel ouvert, et chercher facilement les artères.

On coupe avec précaution le fléchisseur commun des orteils, le fléchisseur propre du gros orteil, et le jambier postérieur, et on trouve immédiatement les vaisseaux. On peut lier d'abord la péronière, plus facile en général à trouver, étant accompagnée la plupart du temps par une grosse veine qui sert de point de repère, puis on se met avec les doigts à la recherche de la tibiale postérieure.

Ces deux artères isolées et liées, il ne reste plus qu'à achever la section des muscles qui forment le lambeau postérieur, et à rejoindre l'incision qui limite ce dernier.

Nous préférons pour notre part ce procédé au premier; la section des os n'est pas plus difficile au milieu qu'à

la fin de l'opération, et elle permet de trouver plus
facilement les artères postérieures de la jambe.

§ IX. Désarticulation du genou.

C'est une opération peu pratiquée sur le vivant,
nous la décrirons cependant, pour être complet dans
notre travail.

La ligature de l'artère y est facile, et la compression
peut y être utilement supprimée.

On emploiera la méthode à deux lambeaux, ou plutôt à lambeau antérieur.

On trace sur la peau, avec le bistouri, un lambeau
antérieur allant de l'extrémité supérieure du tibia à
l'extrémité supérieure du péroné, et descendant à environ trois travers de doigt au-dessous de la tubérosité
antérieure du tibia.

Ce lambeau tracé, le chirurgien le saisit de la main
gauche, pendant que, de la main droite, il coupe les
brides celluleuses qui l'empêchent d'être relevé au niveau de l'articulation. On aura soin de comprendre
tout le tissu cellulaire placé entre la peau et l'aponévrose
jambière pour que le lambeau soit suffisamment doublé
pour vivre (1).

La peau ayant été disséquée jusqu'au niveau de
l'interstice articulaire, on porte le couteau perpendiculairement sur le ligament rotulien, puis on coupe successivement les ligaments externe, interne, croisés et
postérieur.

On peut à volonté enlever ou conserver les cartilages
semi-lunaires, suivant les avantages qu'on y rattache.

(1) Alph. Guérin, Éléments de médecine opératoire.

Cette première partie de l'opération est peu sanglante. On n'a guère à craindre d'hémorrhagie que de la part des articulaires et de leurs anastomoses dans le voisinage des condyles. Il sera facile de les lier après les avoir coupées.

L'articulation étant ouverte, on relève le genou, et on se trouve en présence de la partie profonde de la région poplitée.

On cherche avec le doigt la position de l'artère, au milieu du paquet cellulo-graisseux qui l'entoure. On la trouve en avant de la veine et en dedans du nerf.

On l'isole avec le doigt, on la dénude avec la sonde et on la lie au moyen d'une aiguille de Deschamps munie d'un fil, en ayant soin de faire porter la ligature le plus haut possible, au-dessus des jumelles si on peut y arriver.

Il ne reste plus qu'à couper les parties molles de la face postérieure de la jambe de dedans en dehors en réunissant les bords externe et interne du lambeau par une incision convexe en bas.

Dans cette première partie de l'opération, on trouvera les terminaisons des articulaires, et les jumelles qu'on liera après avoir fait leur section, si la ligature de l'artère poplitée n'a pas été portée au-dessus de leur point d'origine.

§ X. AMPUTATION DE LA CUISSE.

L'amputation de la cuisse se fait par le procédé à deux lambeaux : antérieur et postérieur.

Le malade sera couché sur le bord d'un lit, de manière que sa tête et son tronc y reposent seuls ; un aide fléchit la cuisse saine sur le bassin, et la maintient en saisissant le genou d'une main, et le bas de la jambe de l'autre. Un autre aide soutient le membre malade. Un troisième pourra être utilisé par le chirurgien pour soulever les lambeaux, ou pour toute autre assistance.

Les premières personnes venues peuvent prêter leur concours à l'opération, la compression de la fémorale étant supprimée.

Le chirurgien commence par tracer avec le bistouri, le lambeau antérieur ou antéro-externe. L'incision comprend, comme toujours, la peau, le tissu cellulaire et même l'aponévrose superficielle.

La peau étant rétractée par un aide, on découvre facilement le couturier, toujours aisé à reconnaître, on l'incise avec précaution, et, sur le sujet vivant, les fibres, se rétractant d'elles-mêmes, laissent un large champ d'exploration au chirurgien, qui peut alors écarter avec son doigt toutes les parties situées au-dessous du lieu de l'opération et mettre facilement à découvert l'anneau du troisième adducteur.

Le sang ne gêne pas du reste l'opérateur, il y en a fort peu de répandu.

On incise l'anneau sur une sonde cannelée, on fait écarter l'ouverture par un aide, et on se trouve en présence des vaisseaux : artère et veine, accompagnées du nerf saphène interne, et d'une branche du musculo-cutané (satellite de l'artère fémorale de M. Cruveilhier).

Ici on épouve quelque difficulté pour isoler l'artère de la veine; car ces deux vaisseaux sont intimement unis par l'enveloppe fibreuse qui les contient depuis leur sortie du bassin.

Cette gaîne, qui a reçu de M. le professeur Richet le nom de canal des vaisseaux fémoraux, est très-résistante au voisinage de l'anneau, et étroitement appliquée sur leur paroi.

L'artère est en avant, et la veine en arrière, on les isole avec une sonde cannelée, on passe une aiguille de Deschamps armée d'un fil sous chacune d'elles et on les lie.

Quelquefois, on rencontre une veine située au devant de l'artère, il ne faudrait pas se croire à l'abri d'un accident, après en avoir fait la ligature, car toujours il y en a une immédiatement derrière.

Si l'opération se faisait à la partie moyenne ou supérieure de la cuisse, la recherche de ces vaisseaux se ferait encore plus facilement, le chirurgien ayant pour guide le couturier dont ils suivent le bord interne.

On coupe largement le triceps, on dissèque le lambeau jusqu'à l'os que l'on met à nu, et on marque le point de la section, en incisant le périoste.

On procède alors à la formation du lambeau postérieur ou postéro-interne.

Ce lambeau difficile à tailler, quand on fait la compression, se fait très-facilement, une fois l'artère liée, en soulevant la cuisse et la faisant tenir par un aide.

L'incision préliminaire comprend la peau et le tissu cellulaire ; un aide fait la rétraction, et on incise les muscles, couche par couche.

Les couches internes superficielles donnent peu de sang, car elles renferment peu de vaisseaux. Ces derniers se trouvent vers les insertions musculaires de l ligne âpre du fémur. Ce sont les terminaisons de la fémorale profonde, et la première articulaire interne ou grande anastomotique.

Ici, deux procédés proposés par M. Verneuil :

1° Les couches musculaires superficielles du lambeau postérieur étant incisées, achever le lambeau avec précaution, comme dans l'ablation d'une tumeur, et lier les artères à mesure qu'elles seront coupées. La recherche en est du reste facile, en sectionnant les muscles couche par couche, car les artères se trouvent dans les interstices musculaires, et sont facilement découvertes par la rétraction des muscles divisées.

On continue ainsi jusqu'à la terminaison du lambeau et il ne reste plus qu'à scier l'os.

Ce procédé offre de grands avantages, surtout pour la partie supérieure de la cuisse, où il y a toujours une grande perte de sang, même quand la compression est bien faite, par les vaisseaux fessiers, ischiatiques, etc., que la compression ne peut atteindre.

2° Quand l'amputation se fait au tiers inférieur de la cuisse, M. Verneuil préfère le procédé suivant :

La dissection du lambeau antérieur terminée, et celle du postérieur faite seulement superficiellement, il passe, comme dans les opérations précédentes, une paire de ciseaux sous le fémur, incise le périoste, et scie l'os, sans blesser les parties molles ou vasculaires, puis il termine la section du lambeau postérieur, en gardant pour la fin le paquet où se trouvent les insertions musculaires de la ligne âpre, paquet qui, comme nous l'avons dit, contient surtout les vaisseaux. Il coupe cette dernière portion du lambeau, et il n'a plus qu'à saisir et lier les artères qui viennent d'être ouvertes. Un aide arrête facilement l'hémorrhagie, en attendant que les ligatures soient faites, en mettant ses doigts sur l'ouverture béante des vaisseaux.

§ XI. Désarticulation de la cuisse.

La désarticulation coxo-fémorale est une de ces opéra·
tions que le chirurgien pratique le moins souvent possible, d'abord, parce que les résultats satisfaisants en
sont rares, ensuite, parce que l'exécution même de
l'opération présente de grands dangers pour le malade.

La compression de l'artère fémorale ne suffit plus,
en effet, pour arrêter l'hémorrhagie, les branches de
l'iliaque interne sillonnent cette région surtout dans
la partie fessière.

Devant les causes de mort fréquente dues à la grande
abondance de sang qui s'écoule pendant et après la
désarticulation, tant par les veines que par les artères (1),
la plupart des chirurgiens se sont proposé de ne pratiquer la désarticulation qu'après avoir fait la ligature
de la fémorale, ou bien de ne couper qu'en dernier lieu
le lambeau qui renferme cette artère.

M. Verneuil applique encore là sa méthode ordinaire :
faire les amputations comme les extirpations de tumeurs.

Il lie d'abord la fémorale, ce qui est facile en cette
région, et continue l'opération en liant successivement
tous les vaisseaux qu'il découvre. Or, il est bon de se
souvenir, comme nous l'avons fait remarquer à propos
de l'amputation de la cuisse, que les paquets vasculo-
nerveux se trouvent tous dans les interstices muscu-

(1) Nous avons vu un de ces cas de mort par hémorrhagie, aux am-
bulances du Cours-la-Reine, chez un malade opéré par M. Maurice
Raynaud ; à peine le dernier coup de couteau était-il donné, que le blessé
succombait à la perte de sang qu'il avait faite.

laires, et qu'après la section de chaque plan faite avec précaution, les fibres musculaires, se rétractant d'elles-mêmes, découvrent le paquet des vaisseaux et nerfs sous-jacents.

Voici du reste le procédé employé par M. Verneuil dans cette opération.

On dessine sur la peau un lambeau intérieur, au moyen d'une incision comprenant la peau et le tissu cellulaire. Cette incision va, comme dans le procédé classique à deux lambeaux, de l'espace compris entre le grand trochanter et l'épine iliaque antérieure et supérieure, vers la moitié du pli inguino-scrotal, en décrivant une courbe à convexité inférieure, dont le sommet descend jusqu'au tiers moyen de la cuisse environ. Cela dépend du reste de la grosseur du sujet. On fait rétracter la peau par un aide, et on découvre facilement l'artère fémorale, en se servant du couturier comme de point de repère. On isole cette artère ainsi que la veine fémorale et on les lie toutes les deux.

On aura lesoin de lier l'artère aussi haut que possible, il faudrait même essayer de porter la ligature au-dessus de la fémorale profonde, lorsque celle-ci naît très-près de l'origine de la fémorale : on arriverait ainsi à diminuer le nombre des ligatures.

Les anomalies fréquentes dans cette région, où, non-seulement les artères honteuse externe et sous-cutanée abdominale naissent de la fémorale, mais encore, quelquefois aussi, les circonflexes, la grande musculaire, l'épigastrique et la circonflexe iliaque, sont une raison de plus pour nous engager à recommander de placer a ligature le plus haut que l'on pourra.

Ce temps de l'opération terminé, on fera la section

des muscles, couche par couche et en allant à la rencontre de l'articulation. A mesure que le chirurgien découvre une branche artérielle, il y porte une ligature.

Lorsqu'il se trouve rendu à l'articulation, il opère comme d'habitude, c'est-à-dire, en portant le tranchant du couteau perpendiculairement au niveau de la partie la plus saillante de la tête du fémur, incisant transversalement la partie antérieure de la capsule articulaire, et coupant en dedans et en dehors les muscles qui vont du bassin à la cuisse ; puis, il ouvre l'articulation, coupe le ligament rond, et, passant son couteau derrière la tête du fémur, il détache les chairs qui s'insèrent au grand trochanter.

Il trace alors son lambeau postérieur, qu'il fait identique à l'antérieur, en relevant le membre et le faisant tenir par un aide, et il le dissèque encore couche par couche jusqu'à l'articulation.

Nous ferons remarquer que ce lambeau aurait pu aussi être tracé et disséqué avant l'ouverture de l'articulation.

C'est dans sa dissection que les ligatures à faire sont les plus nombreuses.

On trouve, en effet, les troncs, les branches ou les anastomoses de plusieurs collatérales de l'iliaque interne.

Les principales sont : la fessière, dont une des branches se rencontre entre le moyen et le grand fessier, l'ischiatique entre le grand fessier et les muscles intra-pelviens.

Les anastomoses des vaisseaux de cette région sont nombreuses et importantes, le système veineux y est très-développé, aussi pourra-t-on porter quelques ligatures sur les troncs veineux les plus importants.

On arrivera facilement à se rendre maître des hémorrhagies, en suivant la précaution que nous avons indiquée de ne procéder que couche par couche.

CONCLUSIONS.

Les modifications que nous proposons simplifient évidemment l'exécution des amputations.

Voici à peu près quels sont les avantages qu'elles offrent sur les procédés anciens.

Par le tracé des lambeaux, fait sur la peau avec un bistouri, au lieu d'employer la transfixion, on est sûr de les découper d'une façon exacte et régulière.

La ligature préliminaire des artères, pratiquée à mesure qu'on les découvre, obvie très-heureusement à l'hémorrhagie, ménage le sang de l'opéré, et peut être faite facilement par l'opérateur lui-même, elle évite, en outre, la crainte d'être surpris pendant l'opération par une hémorrhagie redoutable.

La durée de l'opération n'est pas sensiblement plus grande qu'avec les procédés classiques, car, lorsque la section du membre est terminée, il n'y a plus que le pansement à faire, les ligatures ayant été posées pendant le cours de l'amputation.

Quinze minutes suffisent amplement pour terminer complètement une amputation de jambe.

Dans cette opération en particulier, la méthode que nous avons décrite, évite la recherche des artères après la section du membre; or, on sait combien elles sont quelquefois difficiles à trouver, lorsqu'elles se sont rétractées au milieu des tissus.

Si l'on objecte que les artères de cette région offrent de fréquentes anomalies, nous répondrons que, pour les deux tiers inférieurs de la jambe, leur situation est en général fixe, et que du reste, il serait peut-être encore plus difficile de les trouver, le cas échéant, si on faisait leur recherche lorsqu'elles sont déjà sectionnées et perdues dans le moignon.

Du reste, en cas d'anomalie, on lierait l'artère après l'avoir coupée par mégarde.

Si l'on reproche au procédé de pouvoir donner lieu à des conséquences désastreuses, de la part de jeunes chirurgiens inexpérimentés, qui éprouveraient plus de difficulté à découvrir et à lier les vaisseaux artériels, non encore divisés, qu'à se garantir contre l'hémorrhagie par une compression préventive, nous dirons que la découverte de l'artère est en général facile : dans beaucoup de régions, elle se présente pour ainsi dire toute seule à la vue et au toucher, et si le danger signalé est réel, il en est malheureusement ainsi de tous les procédés opératoires, sitôt qu'ils sont confiés à des mains peu habiles ou à des chirurgiens ayant par trop oublié leur anatomie.

Ce n'est pas trop exiger de demander qu'on sache rigoureusement où passent les grosses artères dans la continuité des membres, puisqu'on impose au chirurgien le devoir de connaître exactement leur siége et leurs rapports à la racine de ces mêmes membres, pour exécuter la compression préliminaire.

Lorsqu'on se sera exercé à l'amphithéâtre aux procédés nouveaux, on ne les trouvera pas plus difficiles que les autres, c'est un apprentissage à faire et voilà tout.

Mais l'avantage essentiel de la méthode est de supprimer la compression avec les accidents souvent mortels qu'elle peut causer, et par conséquent l'adjonction si nécessaire d'un aide ayant les qualités requises pour la bien faire.

Le chirurgien peut donc à la rigueur opérer seul ou se faire simplement assister par des personnes dont le rôle consistera seulement à soutenir le membre et à écarter les lambeaux.

L'opération se fera avec autant de rapidité et de sûreté qu'avec les méthodes ordinaires et aura l'immense avantage de pouvoir être exécutée en tous temps et en tous lieux, à la campagne, en guerre, aussi bien que dans les grands hôpitaux où les aides nombreux et intelligents sont journellement, en pareil cas, d'un si grand secours à l'opérateur.

La mortalité sera-t-elle diminuée à la suite des grandes mutilations des membres, la chose est vraisemblable, mais nous n'avons que des présomptions et nous ne pouvons encore satisfaire M. Marjolin qui, dans la discussion à la Société de chirurgie, que nous avons mentionnée, demandait une statistique comparative.

La mortalité, après les grandes amputations, dépend des causes les plus multiples qui tiennent au milieu, à la blessure, à la constitution du blessé, à l'opérateur et au traitement consécutif. Il est bien certain que les dangers inhérents au procédé hémostatique provisoire n'entrent que pour une faible part dans la série des causes d'insuccès, mais enfin, cette part existe, et nous ne saurions voir que des avantages à la supprimer.

On nous objectera peut-être encore que les procédés

que nous préconisons diffèrent notablement des procédés classiques et viennent encore grossir le nombre
déjà considérable de ces derniers; ceci ne nous touche
pas : si l'on tenait compte de l'objection, il faudrait
rejeter tous les perfectionnements, sous le prétexte
qu'ils nécessitent de nouvelles études.

Si, comme on n'en saurait douter, d'après les témoi-
gnages même des chirurgiens, la compression préalable
est souvent impossible, ou difficile, ou insuffisante, bien
des opérateurs ont dû, par nécessité, employer, à titre
d'expédient, quelques procédés plus ou moins analogues à ceux que nous proposons.

La seule réforme que nous désirons faire prévaloir consiste à régulariser ces exceptions et à donner comme procédés de choix destinés à devenir classiques, tous les procédés que la nécessité seule à inspirés jusqu'à ce jour.

Les cas exceptionnels auxquels nous faisons allu-
sion n'ont pas été décrits régulièrement; à peine sont-
ils mentionnés dans les livres, ou bien rappelés som-
mairement dans les conversations privées, nous ne pouvons donc juger de leur nombre.

Mais nous pouvons reproduire ici la liste que M. Verneuil nous a donnée, des opérations que ce savant chirurgien a pratiquées par les procédés que nous venons de décrire.

Désarticulation de l'épaule, 8.

Amputation de la cuisse, 4 (dont une dans la pratique
de M. Cusco).

    —   du bras, 2.

    —   de la jambe, 3.

Désarticulation coxo-fémorale, 2.

A PARENT, imprimeur de la Faculté de Médecine, rue Mr-le-Prince, 31.